読む常備薬

図解 ただしく知っておきたい

子宮と女性ホルモン

最新知識とセルフケアで
更年期を楽に過ごす!!

丸の内の森レディースクリニック院長
監修:宋 美玄

ずっと体の中にいる臓器

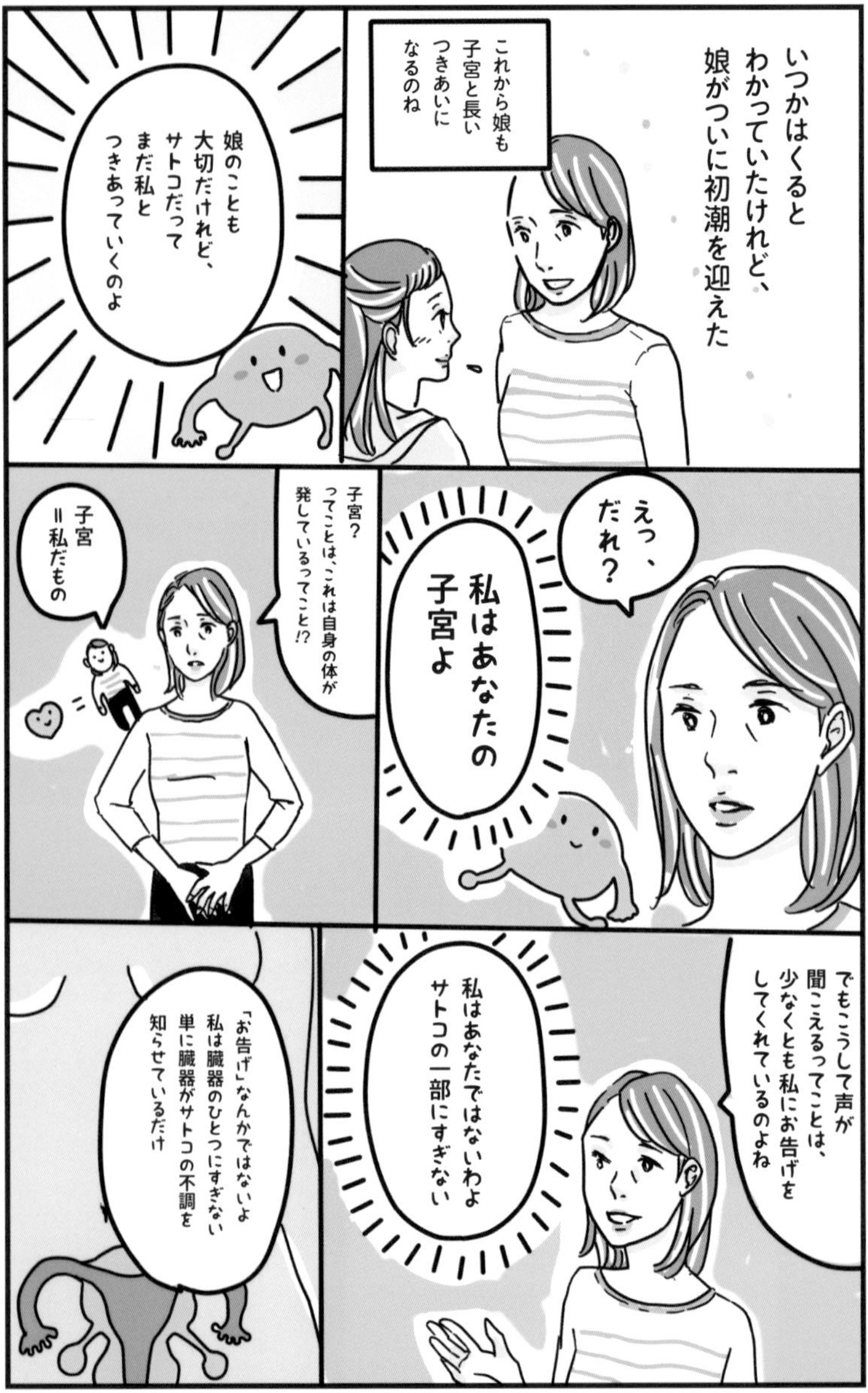

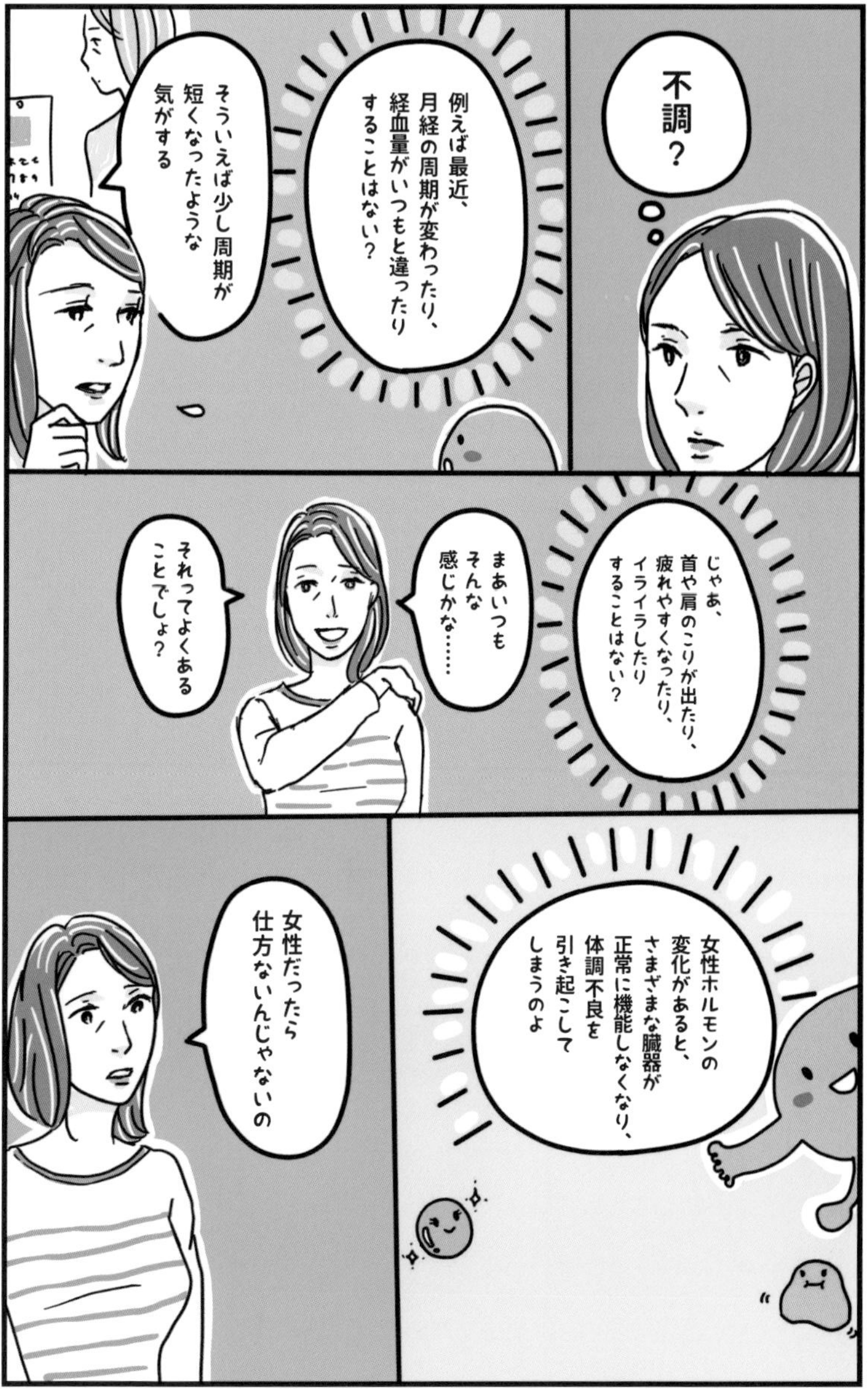
不調？

例えば最近、月経の周期が変わったり、経血量がいつもと違ったりすることはない？

そういえば少し周期が短くなったような気がする
じゃあ、首や肩のこりが出たり、疲れやすくなったり、イライラしたりすることはない？

まあいつもそんな感じかな……

それってよくあることでしょ？

女性ホルモンの変化があると、さまざまな臓器が正常に機能しなくなり、体調不良を引き起こしてしまうのよ
女性だったら仕方ないんじゃないの

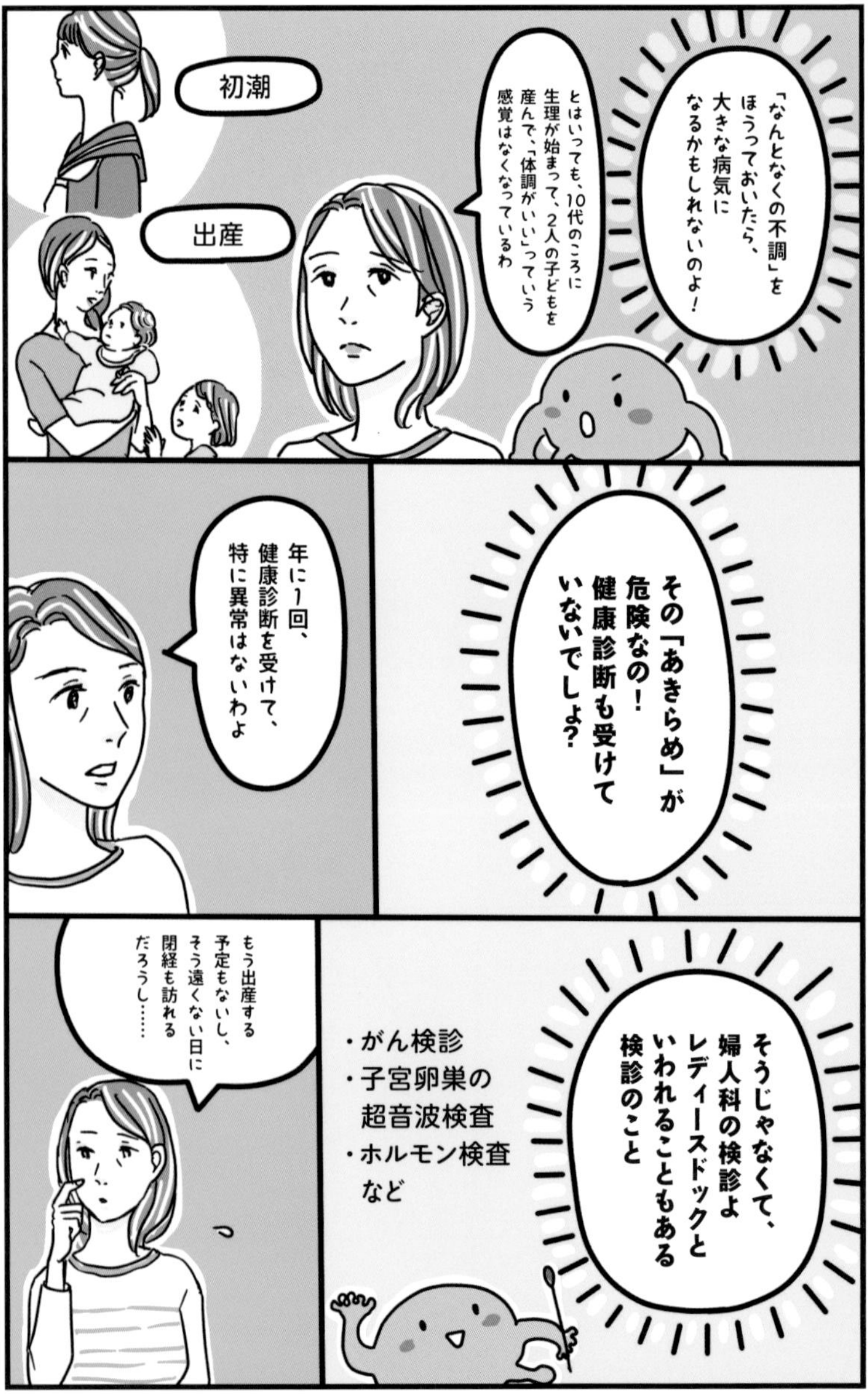
「なんとなくの不調」をほうっておいたら、大きな病気になるかもしれないのよ!
とはいっても、10代のころに生理が始まって、2人の子どもを産んで、「体調がいい」っていう感覚はなくなっているわ
初潮
出産
その「あきらめ」が危険なの! 健康診断も受けていないでしょ?
年に1回、健康診断を受けて、特に異常はないわよ
そうじゃなくて、婦人科の検診よ レディースドックといわれることもある検診のこと
・がん検診
・子宮卵巣の超音波検査
・ホルモン検査
など
もう出産する予定もないし、そう遠くない日に閉経も訪れるだろうし……

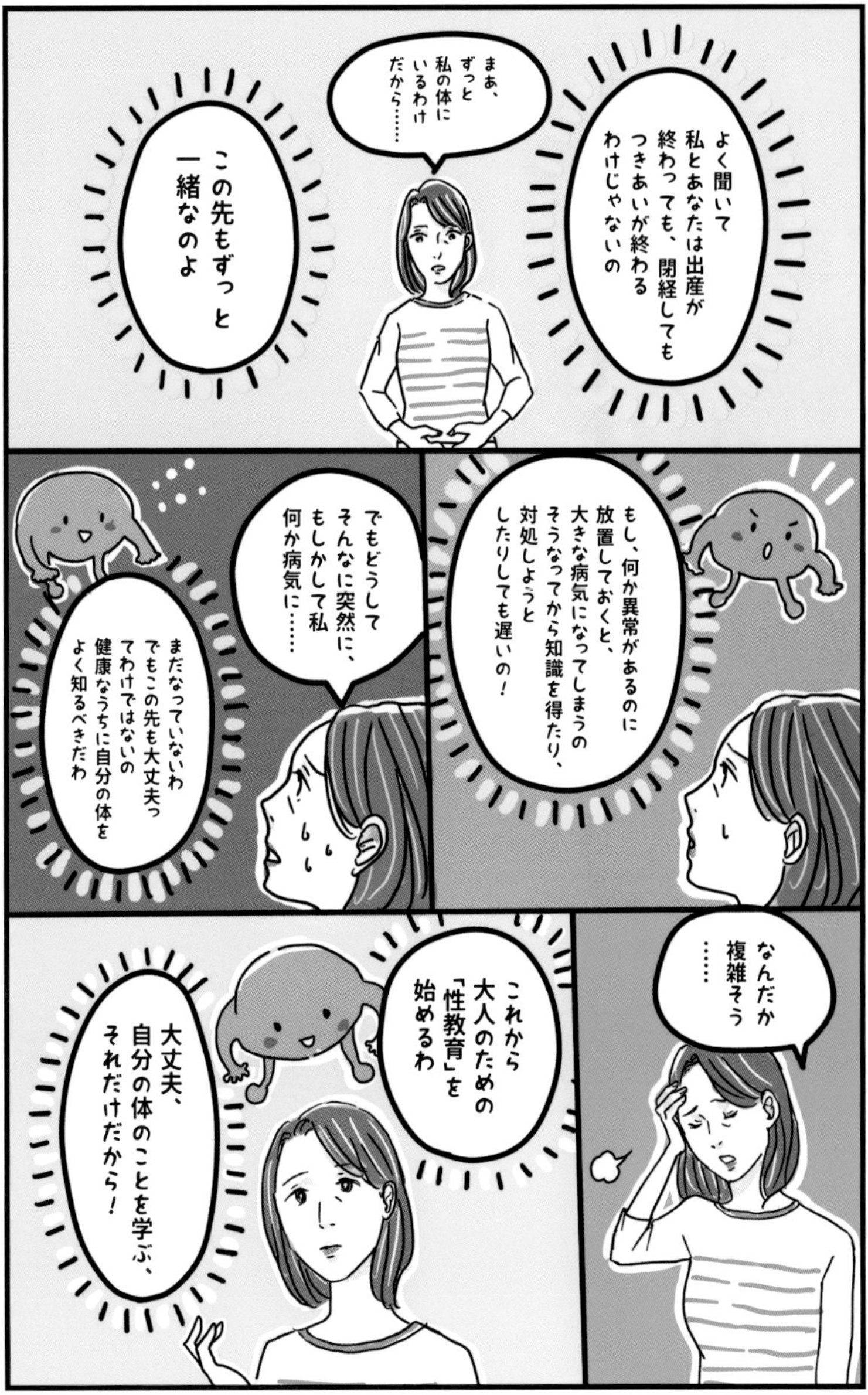
よく聞いて私とあなたは出産が終わっても、閉経してもつきあいが終わるわけじゃないの
まあ、ずっと私の体にいるわけだから……
この先もずっと一緒なのよ
もし、何か異常があるのに放置しておくと、大きな病気になってしまうのそうなってから知識を得たり、対処しようとしたりしても遅いの！
でもどうしてそんなに突然に、もしかして私何か病気に……
まだなっていないわでもこの先も大丈夫ってわけではないの健康なうちに自分の体をよく知るべきだわ
なんだか複雑そう……
これから大人のための「性教育」を始めるわ
大丈夫、自分の体のことを学ぶ、それだけだから！

もくじ

ずっと体の中にいる臓器……2
子宮・卵巣と女性性の関わり……8
子宮は神秘の臓器なの？……10
「女の宿命」に振り回されない……12
内性器はこうなっている……14
子宮の不調で起こる病気や体調不良……16
デリケートゾーンに違和感があったら……18
子宮周りの病気 セルフチェック……20

迷信に振り回されないで！①
生理のペースや回数は自力でコントロールできる→コントロールできない！……24

1章 子宮が私にとって重要なこと

子宮の役割① そもそもなぜ、月経があるの？……26
子宮の役割② 妊娠・出産のしくみを理解する……28
子宮の周辺 女性器のことを正しく理解する……30
女性ホルモン① 体をコントロールするさまざまな役割……32
女性ホルモン② エストロゲンとプロゲステロンとは？……34
女性ホルモン③ 経年変化って何が変わってくるの？……36
月経の関係① 初経（初潮）はどうやって訪れる？……38
月経の関係② 個人差にとらわれない！ 標準的な月経とは？……40
月経の関係③ 更年期に入り、閉経を迎えたら……42
体調不良① 病気になりやすい時期ってあるの？……44
体調不良② 子宮をセルフで健全に保つには限界が！……46

迷信に振り回されないで！②
「膣トレ」すれば男性が喜ぶ？→必ずしも男性が喜ぶわけではない！……48

2章 子宮の不良と病気

子宮の不調① 女性特有の痛みは子宮や体からのＳＯＳ……50
子宮の不調② 月経以外で出血する不正出血を見逃さない……52
その他の不調 尿もれ、頻尿、尿失禁などの尿トラブル……54
更年期症状 閉経前後に訪れる〝更年期〟の体の悩み……56
女性ホルモンの変化 エストロゲンの減少が健康と美容に影響する……60
子宮の病気① 子宮筋腫……64
子宮の病気② 子宮肉腫……66
子宮の病気③ 子宮頸がん……68
子宮の病気④ 子宮体がん……70
子宮の病気⑤ 子宮内膜症……72
子宮の病気⑥ 子宮腺筋症……74
子宮の病気⑦ 子宮頸管ポリープ……76
子宮の病気⑧ 子宮頸管炎／子宮内膜炎……78
子宮の病気⑨ 性感染症（ＳＴＤ）……80
子宮の病気⑩ 子宮下垂／子宮脱……82

月経①　月経困難症……84
月経②　月経前症候群（PMS）……86
月経③　過多月経……88
卵巣の関係①　40代以降はかかりやすい病気も変化する……90
卵巣の関係②　実は子宮よりも繊細な臓器「卵巣」……92
卵巣の病気①　卵巣腫瘍……94
卵巣の病気②　チョコレートのう胞……98
卵巣の病気③　卵巣がん……100
卵巣の病気④　多のう胞性卵巣症候群……102
デリケートゾーン①　デリケートゾーンの乾燥……104
デリケートゾーン②　おりものの変化……106
デリケートゾーンに関わる病気……108
デリケートゾーン③　デリケートゾーンの悩みと解消……112
迷信に振り回されないで！③
生理痛は普段から子宮を温めると軽くなる
→温まらない、冷えているかもわからない……116

3章　病気と不調の改善と治療法

判断と行動①　不調が起きたらひとりで悩まない！……118
判断と行動②　婦人科に行くハードルを下げよう……120
判断と行動③　不定愁訴はホルモンの減少が原因？……122
判断と行動④　更年期からかかりやすくなる病気……124
判断と行動⑤　自分に合ったクリニックを見つけよう……126
治療法①　子宮・卵巣の病気・月経痛の治療法……128
治療法②　「低用量ピル」「ホルモン補充療法」「漢方」について知ろう……134
セルフケア①　食事は健康維持の意識くらいで……136
セルフケア②　ストレスをためる前にメンタルヘルス対策を……138
セルフケア③　無理なく継続できる運動を……140
迷信に振り回されないで！④
体調が悪いのは更年期障害→必ずしもそうだとはかぎらない……142

巻末　早期発見のすすめ

レディースドックのすすめ……144
更年期ドックとは？……146
診断結果　あなたの更年期度は？……148
子宮頸がんワクチンって必要なの？……149
閉経以降のセックスのリアル……150
更年期のセックスレスについて……152
基礎体温をつけて自分の子宮を見直そう……153
基礎体温のつけ方……154
子宮の声は空耳？……156

子宮・卵巣と女性性の関わり

子宮が活躍するのは約40年

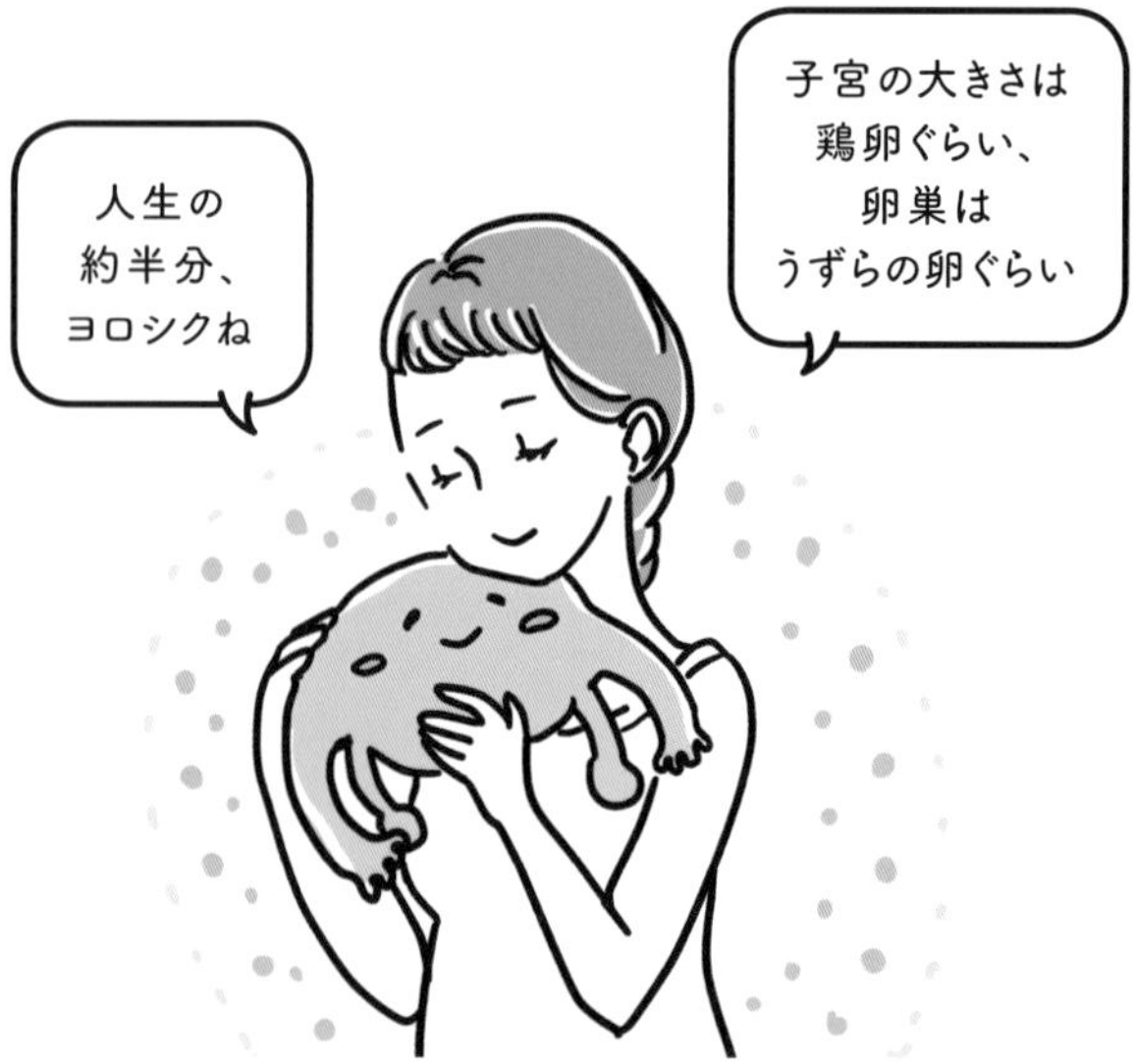

女性にしかない受精卵を育てる臓器

みなさんは子宮にどんなイメージを持っていますか。子宮はその名の通り、赤ちゃんを産むために準備をし、受精した場合は出産までの間、その中で育つ赤ちゃんのためのおうち。ですが、それだけではありません。**卵巣からは「女性ホルモン」が分泌され、これが女性の生活に大きく関わってくること**をご存じですか。よい作用もあれば、あまりうれしくない作用も引き起こします。

子宮・卵巣の役割

よいこと・GOOD

● 妊娠・出産に関すること

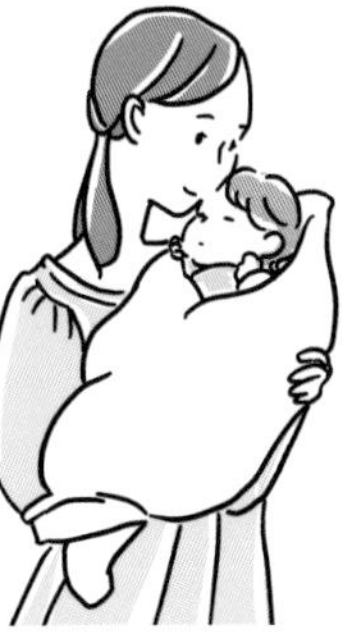

妊娠しやすい体を準備し、月経を起こす。受精した場合は出産までの間、育てる。産後は乳房から授乳できる体にする。

● 健康・美容に関すること

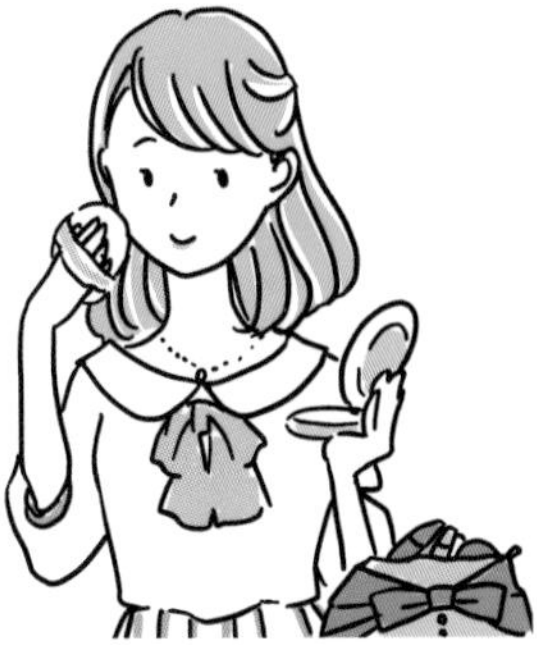

女性ホルモンによって骨や血管を丈夫にする。肌や粘膜に潤いを与える。女性らしいやわらかな体を作り、髪にツヤを与える。

悪いこと・BAD

● 病気・月経痛に関すること

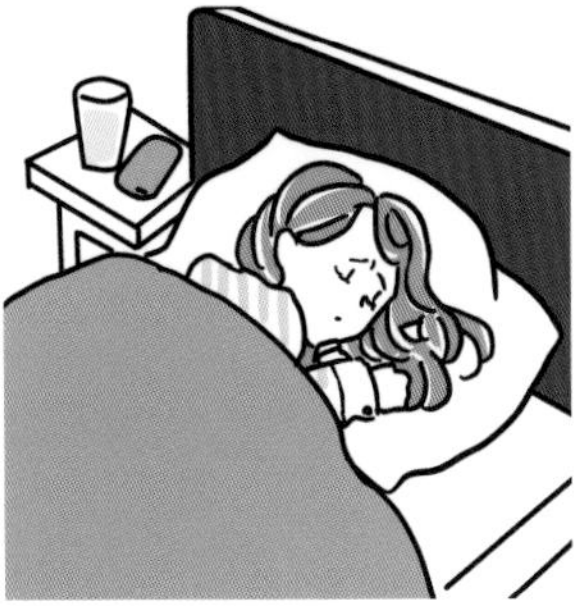

女性ホルモンの乱れで子宮筋腫、子宮内膜症、乳がんなどを悪化させる。むくみ、乳房痛、便秘や、イライラや落ち込みなどの情緒不安定を招く。

子宮は神秘の臓器なの？

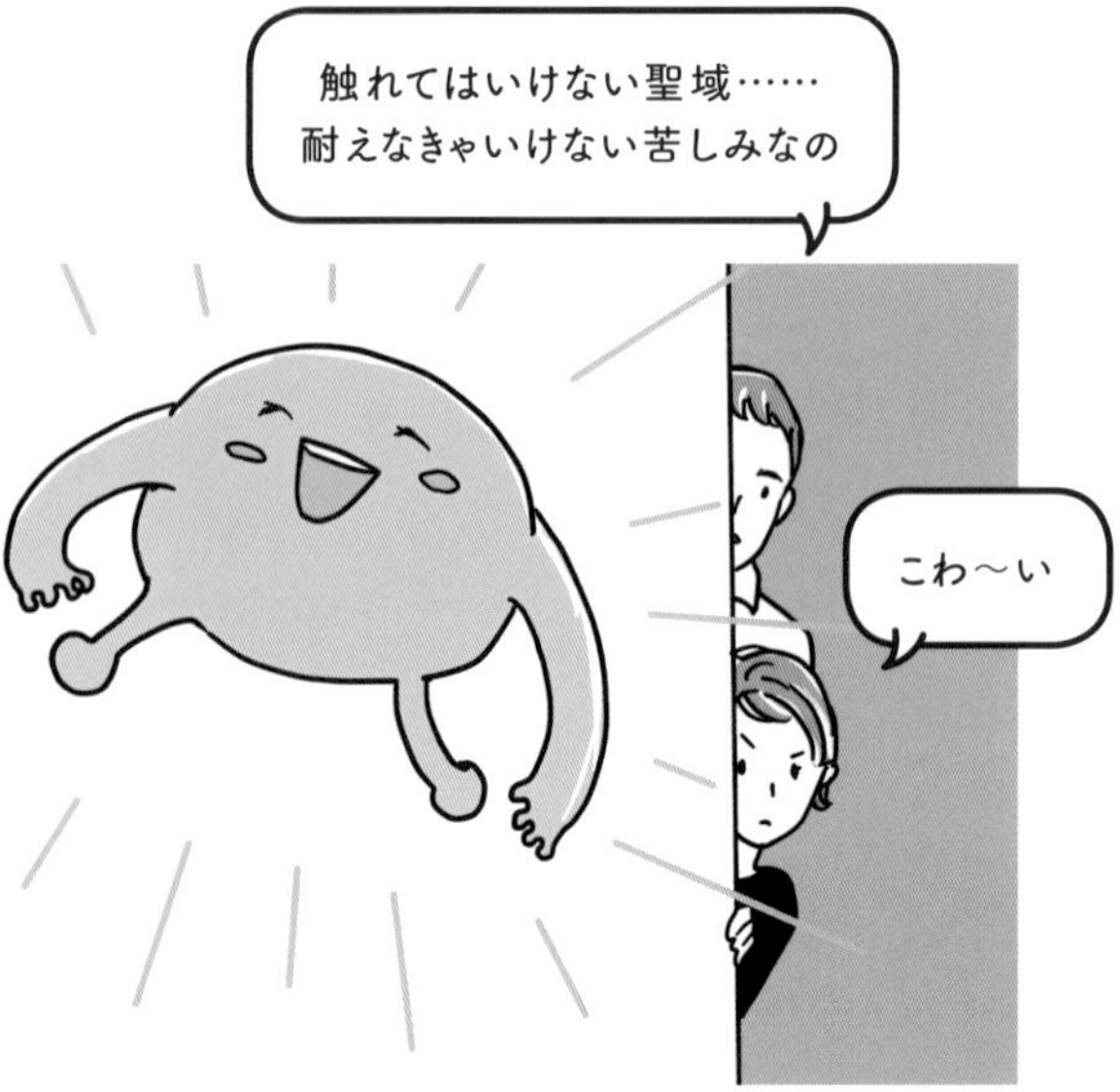

胃や腸と同じ臓器のひとつ　もっとオープンに考えて

子宮は女性の「産む」という作業に大きく関わっているので、「下手に触れてはいけない」と思っていませんか。または「自然のままが一番」とか。かつて月経は〝不浄のもの〟とされ、生理のつらさや疑問などは口に出してはいけないような風潮がありました。しかし、それは大昔の話。**つらいことはがまんせず、医学の力で改善できることは積極的に取り入れて**いきましょう。

子宮にまつわる「伝説」のウソ・ホント

ウソ	ホント
生理痛の苦しみは、薬などを頼ってはいけない	がまんしてもメリットは何もない。痛みだけでなく精神的なイライラ、集中力の低下などで苦しんでいる人は多い。これらは薬で回避できる。
ピルを使うと不妊症になる	ピルにも副作用はあるが、将来妊娠しにくくなることはない。生涯の月経回数が激増している現代女性には、ぜひ活用してほしい薬。
仕事ばかりして色恋がご無沙汰だとオス化する	仕事や家事の忙しさを理由にしているだけで、外見にかまわなくなったからではない？女性ホルモンの減少とは無関係で、根拠はない。
出産未経験だと婦人科系の病気になりやすい	かつてそういわれたこともあったが、現在では平均生涯出産人数が1～2人なので、出産経験がある人とない人で大きな違いはない。
不妊の原因は女性に多い	子を宿す臓器を持っているのは女性だが、不妊の原因はほぼ男女半々。男性も精子や精巣に問題を抱えていることがあるので、不妊治療はパートナーと一緒にスタートを。

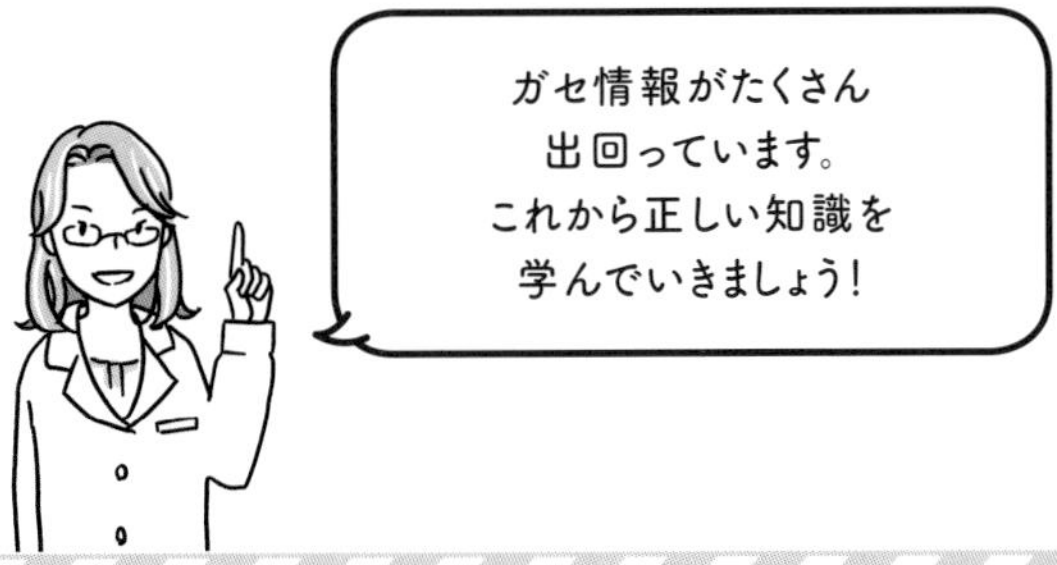

『女の宿命』に振り回されない

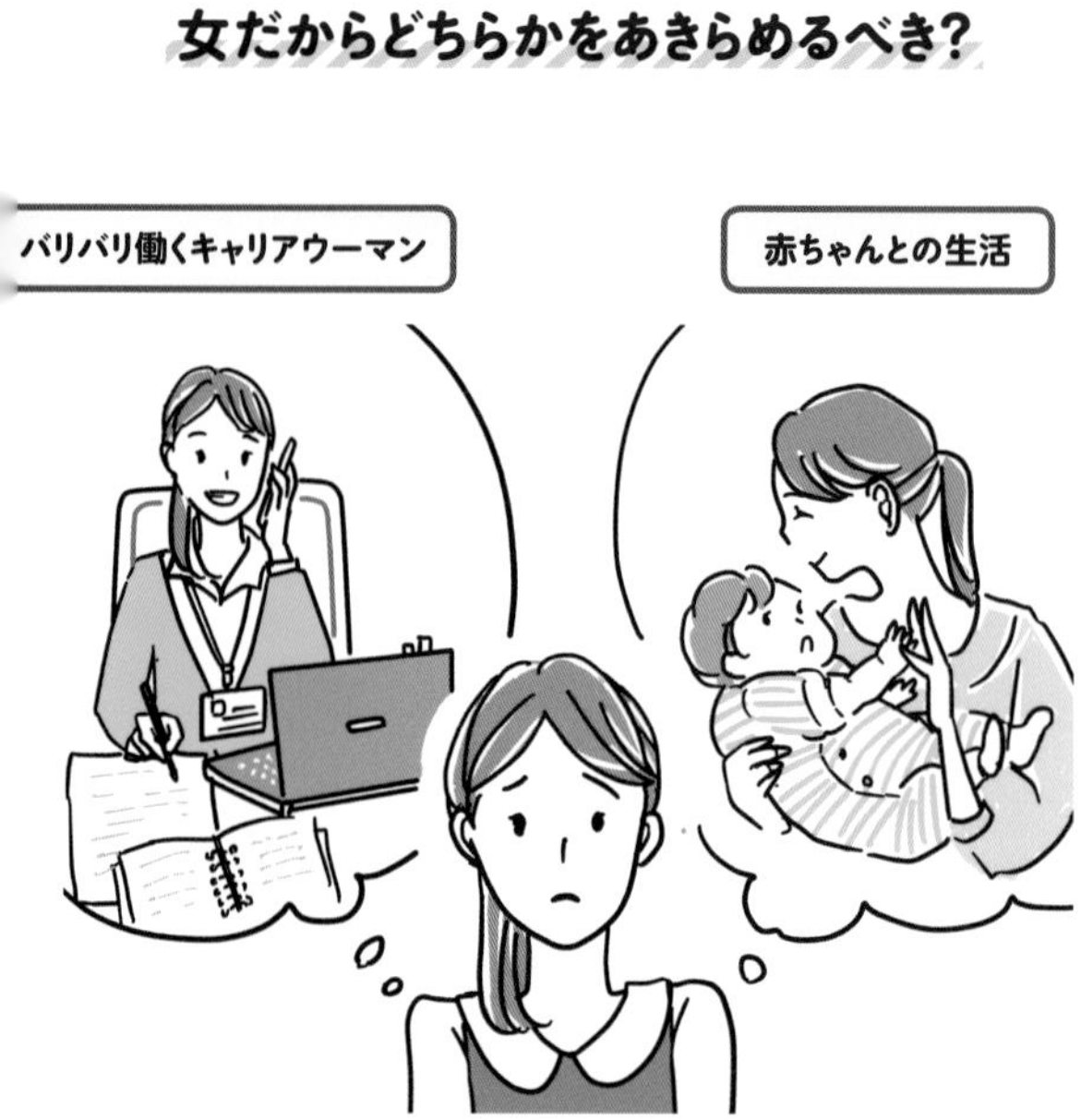

婦人科を味方につければ女の人生は明るい！

女性は初潮がきてから約40年、毎月生理とつきあっていきます。月経痛の重さは人それぞれですが、どんなにつらい月経痛の人でも「生理は病気ではない」と、普段通りの顔をして生活している人が多いのでは。妊娠・出産についても、女性は10か月間体が変化し、出産という一大イベントをこなさなくてはならないのに、社会的にはまだまだ、女性に対する手助けが足りないように感じます。

婦人科の治療でかなうこと

月経痛が重いので、大事な会議のときは生理をずらしたい	重い月経痛は痛みだけでなく、イライラや集中力の低下なども起こす。低用量ピルを使うと、月経が軽くなったり、ほぼなくなったりする。
30代は仕事に打ち込みたい。40代でも妊娠・出産できる？	卵子は生まれたときから老化が始まり、35歳くらいから徐々に妊娠しにくくなる。卵子の若返り方法は見つかっていないが、元気な卵子を凍結保存することが流行り始めている。
更年期で気持ちのアップダウンが激しい。何もやる気がしない	更年期障害はエストロゲンの急降下が原因。ホルモン補充療法や漢方などで女性ホルモン低下による体調の乱れを整えることができる。

子どもを産んで育てることは、〝女の宿命〟なのかもしれませんが、必ずしもすべての女性の宿命ではありません。「生理がつらすぎて、もうこんなことヤダ！」という人や、「赤ちゃんも欲しいけれど今は仕事や自分のやりたいことを優先したい」と思っている人もいるでしょう。どちらの人も正解。あなたのやりたいことを婦人科がお手伝いします。

毎月の生理がつらすぎたら、低用量ピルで生理を軽くしたり、お休みしたりすることができます。まだまだ仕事に打ち込みたいから、今は妊娠したくないけれど、将来的には妊娠したいと考えている人は卵子を凍結することも可能。**子宮に関わる〝女の宿命〟は、今はコントロールできる時代**。婦人科の情報をアップデートしていきましょう。

内性器はこうなっている

内性器のしくみ

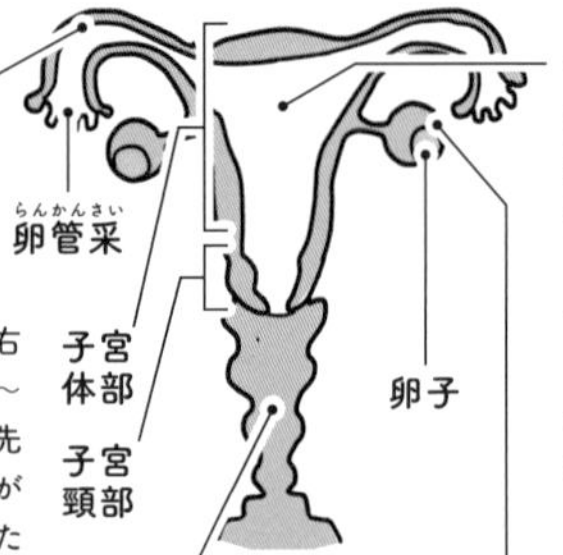

子宮

内側は子宮内膜で覆われ、厚くなったり、はがれ落ちたり（＝月経）を繰り返す。入り口部分を「子宮頸部」、胎児が育つ部分を「子宮体部」という。

卵管

子宮の上部に左右に伸びている7〜15㎝ほどの管。先には「卵管采《らんかんさい》」があり、卵巣でできた卵子を受け取る。卵管と卵巣はそれぞれ離れている。

卵巣

子宮の左右にある、2〜3㎝ほどの袋。中には「卵子」のもとである原始卵胞が詰まっており、女性ホルモンの分泌によって一定のサイクルで成熟してひとつずつ排卵される。

膣

「膣口」と子宮をつなぐ7〜8㎝の筒状の器官。経血やおりものが通る道であり、出産時には産道になる。

妊娠、出産だけでなく女性ホルモンの分泌も

子宮が体のどこにあって、どれぐらいの大きさなのか、理解していますか。赤ちゃんが入るので大きく感じているかもしれませんが、実は握りこぶしよりも小さい、鶏の卵ほどの大きさしかありません。前に膀胱、後ろに直腸と接しており、妊娠するとおしっこが近くなるのは膀胱が圧迫されるせい。また子宮内膜症などで直腸と癒着すると、排便痛が起こることもあります。

横から見た断面図

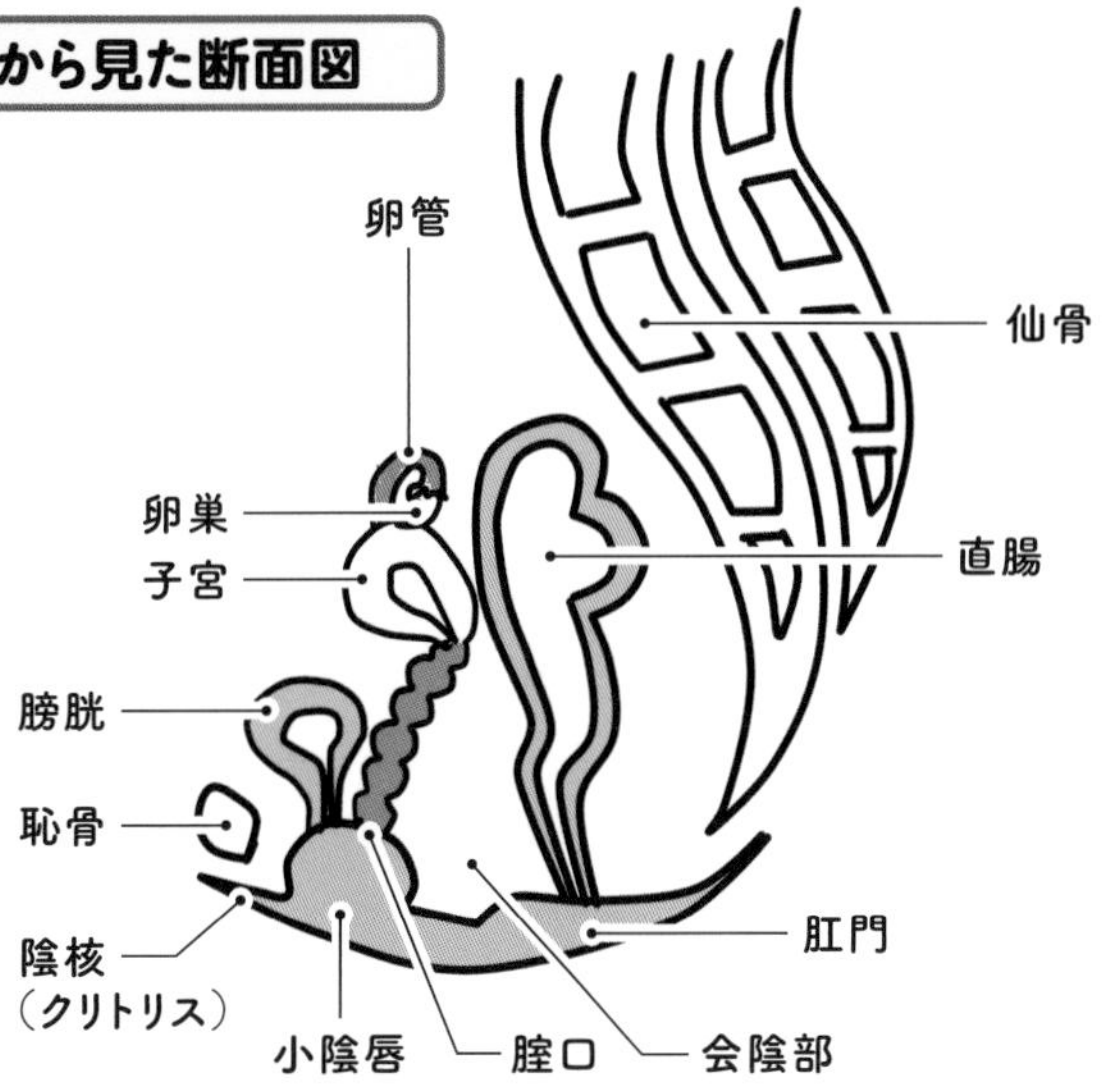

赤ちゃんを産み、育てる部屋である子宮と、卵の製造工場である卵巣。**卵巣の大きさはうずらの卵ぐらいです。卵巣は卵を作るだけでなく、エストロゲン（卵胞ホルモン）、プロゲステロン（黄体ホルモン）という2つの女性ホルモンを分泌**しています。このホルモンの働きにより、子宮が妊娠の準備をしたり、妊娠を継続させたりするわけです。

卵巣は子宮の左右にぶら下がっています。卵巣から卵子が飛び出す（排卵）と、卵管采《らんかんさい》が卵子をキャッチして卵管の中に入ります。卵管から子宮までの間に卵子が精子と出会って受精卵になると、子宮内に着床して妊娠が成立します。妊娠が成立しなかった場合、厚くなった子宮内膜（＝赤ちゃんのベッド）がはがれ落ちます。これが月経です。

子宮の不調で起こる病気や体調不良

子宮の声に耳を傾けよう

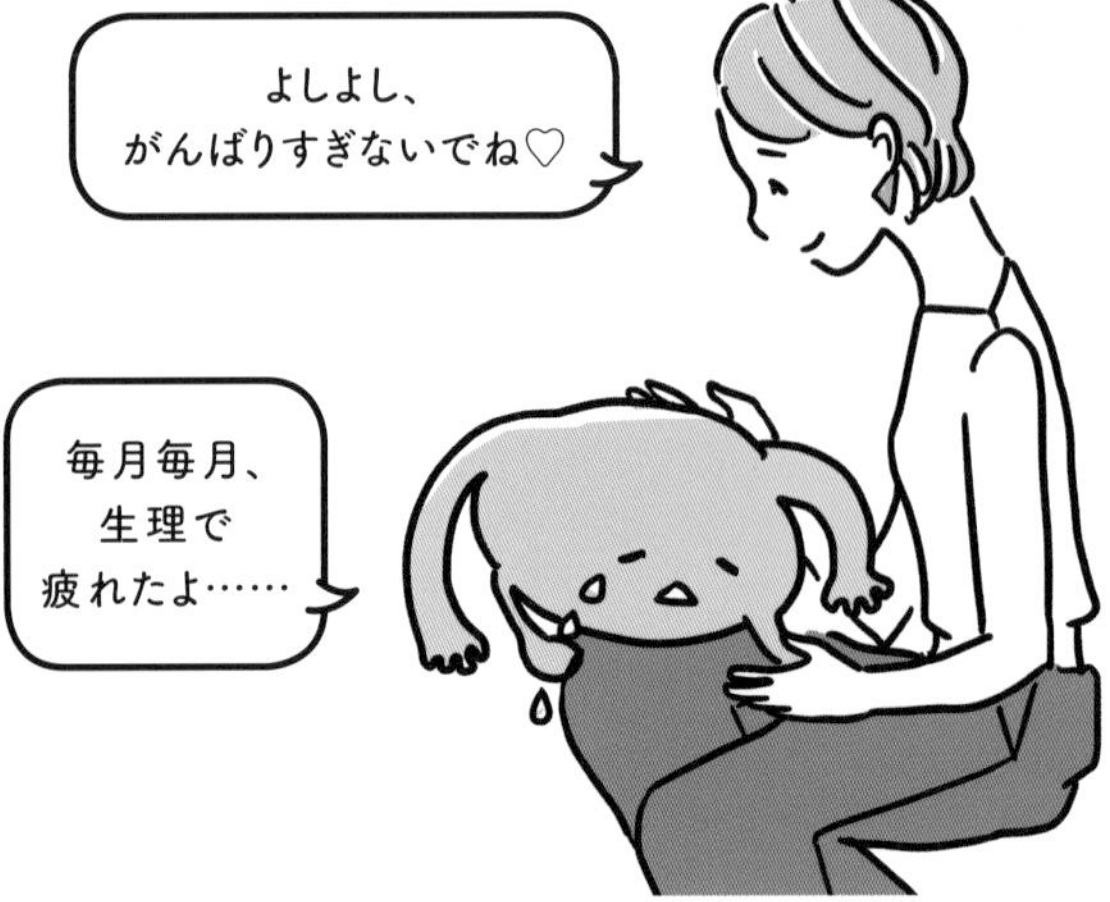

子宮から出ている
不調のサインを見逃さない

毎月、妊娠できる準備をし、できなかった場合はそれを片づけて……実は子宮の仕事は重労働。もしかしたら、あなたの子宮からSOSのサインが出ていませんか？ 例えば**セックスのときに痛みを感じる**、**排便のときにチクッと痛みを感じる**、ということはありませんか。または**月経以外に出血がある**（＝不正出血）、腰痛やおりものの形であらわれることも。「いつものこと」という自己判断は禁物です。

もしかしたら子宮周りの病気かも？

症状	疑われる病気の例
月経痛が重い	過多月経／月経困難症／月経前症候群（PMS）／子宮内膜症／子宮腺筋症
月経がこない	無月経・甲状腺の病気／ストレスやダイエットなどによるホルモンの乱れ
おなかの痛み	婦人科のがん／子宮筋腫／子宮内膜症／子宮外妊娠／卵巣のう腫／卵巣出血／卵巣捻転
不正出血	子宮周辺のがん／子宮頸管ポリープ／子宮内膜症／思春期や更年期のホルモンの乱れ
腰の痛み	卵巣のう腫／卵巣捻転／子宮外妊娠／更年期障害／子宮筋腫
性交痛	子宮内膜症／子宮筋腫／性感染症（STD）／更年期障害
排便痛	チョコレートのう胞／子宮内膜症
おりものの異常、かゆみ	性感染症（STD）／子宮頸管炎／子宮頸管ポリープ

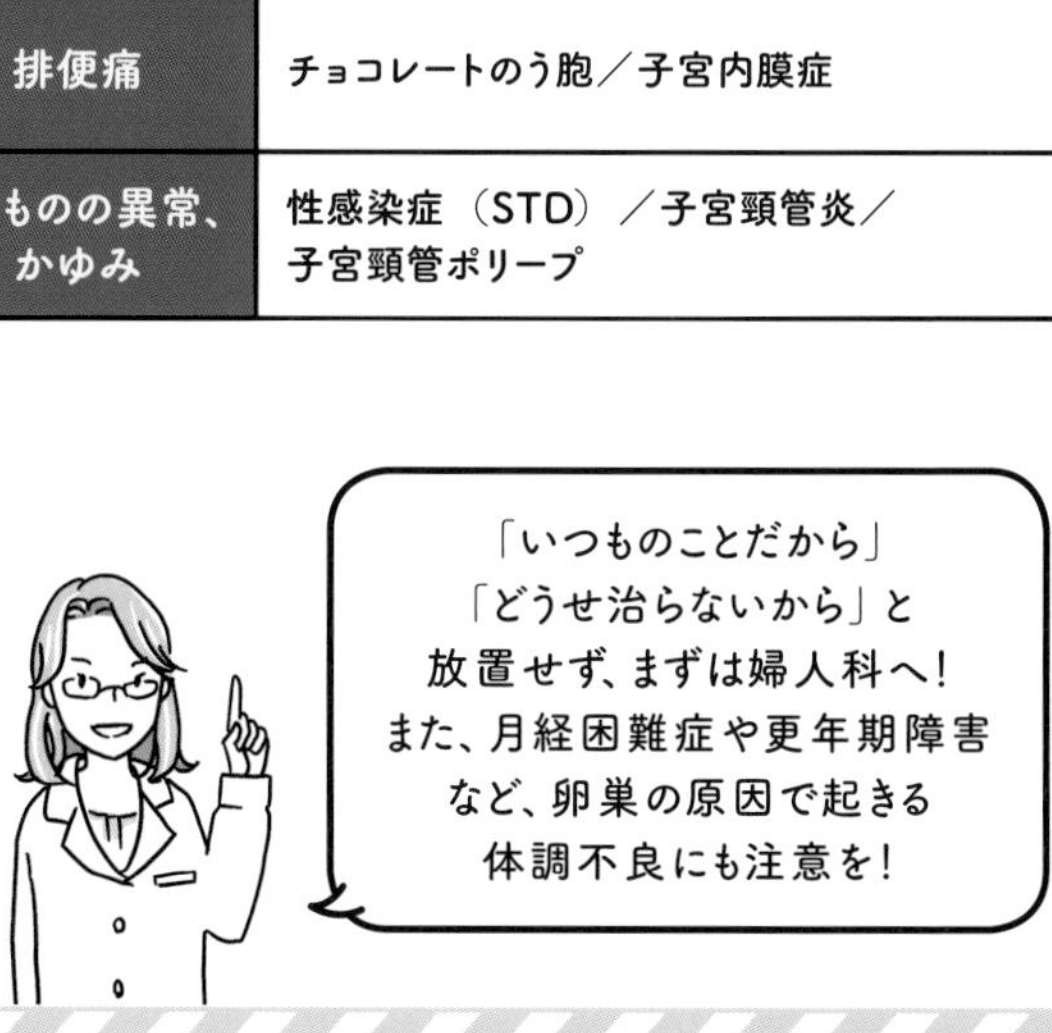

デリケートゾーンに違和感があったら

子宮につながる大事な部分
清潔にやさしくケア

デリケートゾーン（外性器周辺）は子宮にもつながる大切な場所。でも女性の場合は気軽に見ることができませんし、「大事な場所だからちゃんと隠しておきなさい」といわれてきた人も多いはず。でも隠すだけでなく、ないがしろにしてはいませんか。実は**現代女性のデリケートゾーンはとても過酷な状況に置かれています**。トラブルが起こることもあるので、ケアを忘れずに（→P.114）。

デリケートゾーンはV・I・O！

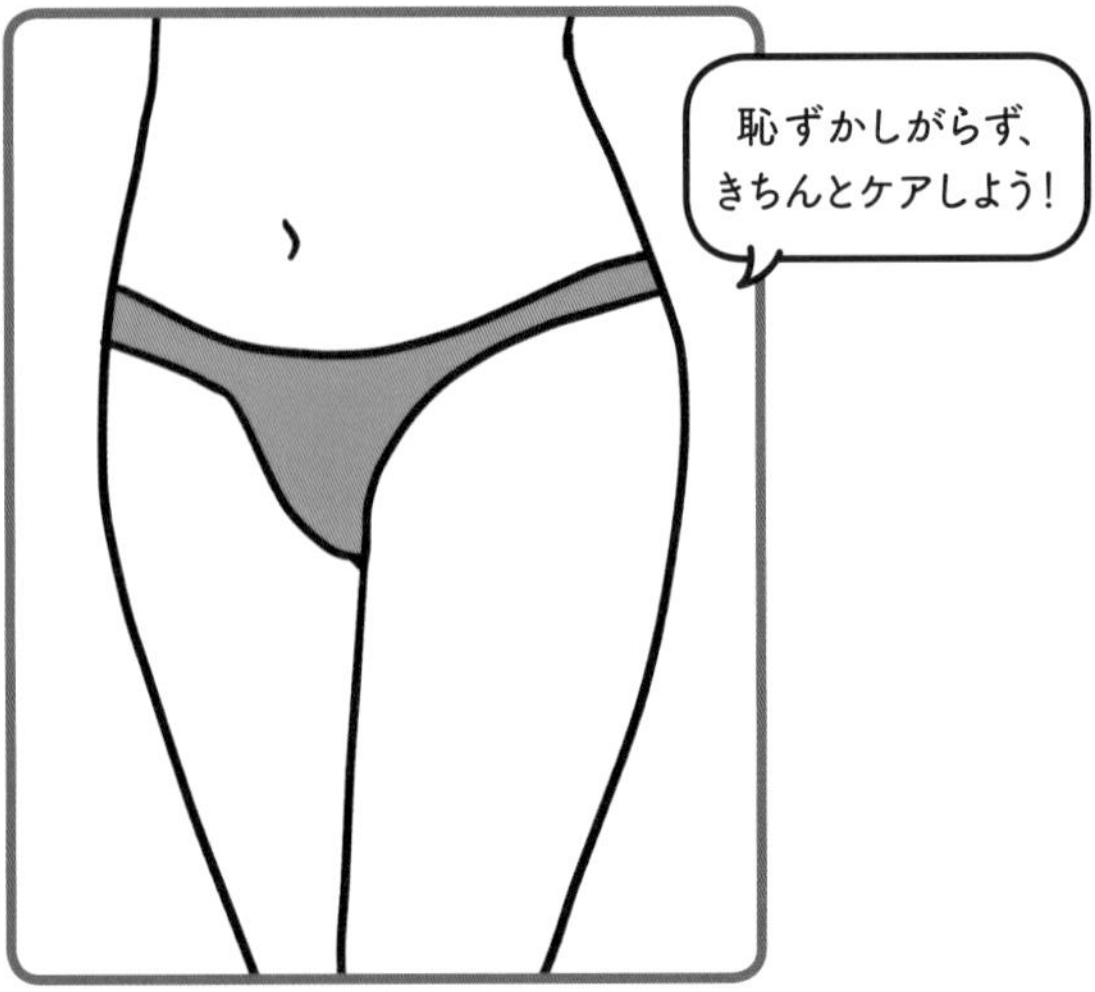

デリケートゾーンの特徴

1. まぶたより薄い皮膚

まぶたは0.12 ～0.2㎜の厚さだが、デリケートゾーンは0.08 ～0.16㎜しかない。つまりとてもやわらかく傷つきやすい。

2. 蒸れやすくこすれやすい

現代女性は下着やストッキング、ジーンズなどでデリケートゾーンを何重にも包んでいる。そこに生理用ナプキンを当てると、蒸れと摩擦がマックスに。

3. 入りくんだ構造で汚れやすい

外性器はヒダがあって入りくんでおり、おまけにヘアも生えている。そこに経血やおりものなどの汚れがたまると、トラブルの原因に。

デリケートゾーンの洗い方

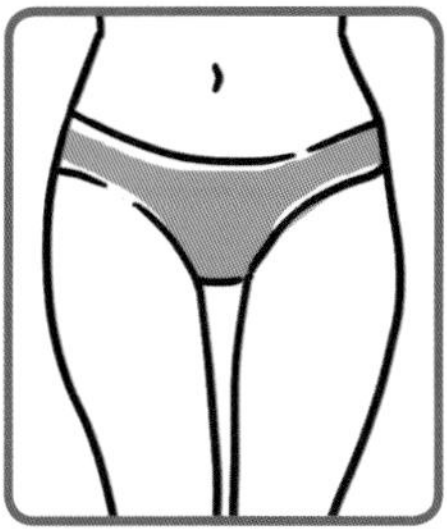

Vゾーン

まず、よく泡立てた石けんで、やさしく円を描きながらヘアも一緒に洗う。

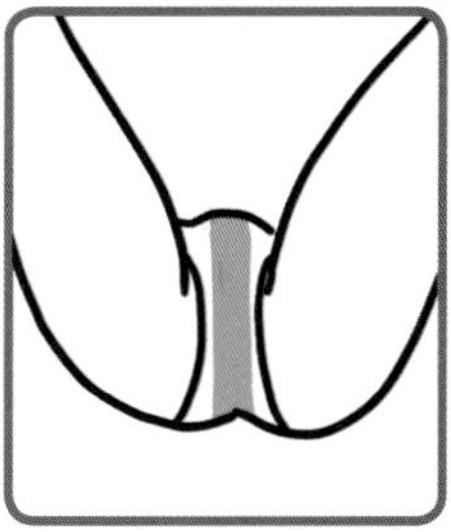

Iゾーン

次にヒダの外側の溝を、上下になでながらアカを取るように丁寧に洗う。

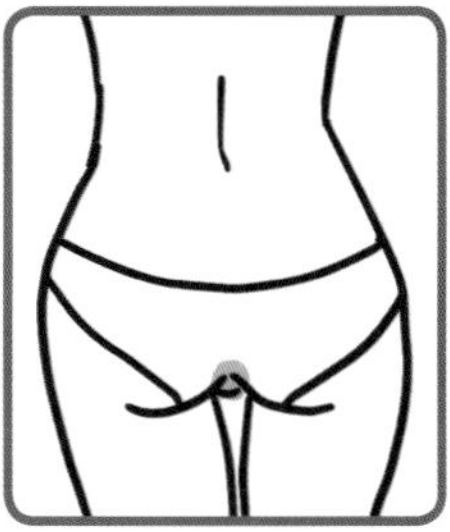

Oゾーン

最後に肛門の周りを、円を描くように洗う。洗い流すときは膣の中に石けんが入らないように注意を。

「もしかして病気かな？」と思ったら
子宮周りの病気 セルフチェック

まずは病院に行く前に、こちらのチェックシートで簡単にセルフチェックを。
該当するものにすべてにチェックを入れよう。

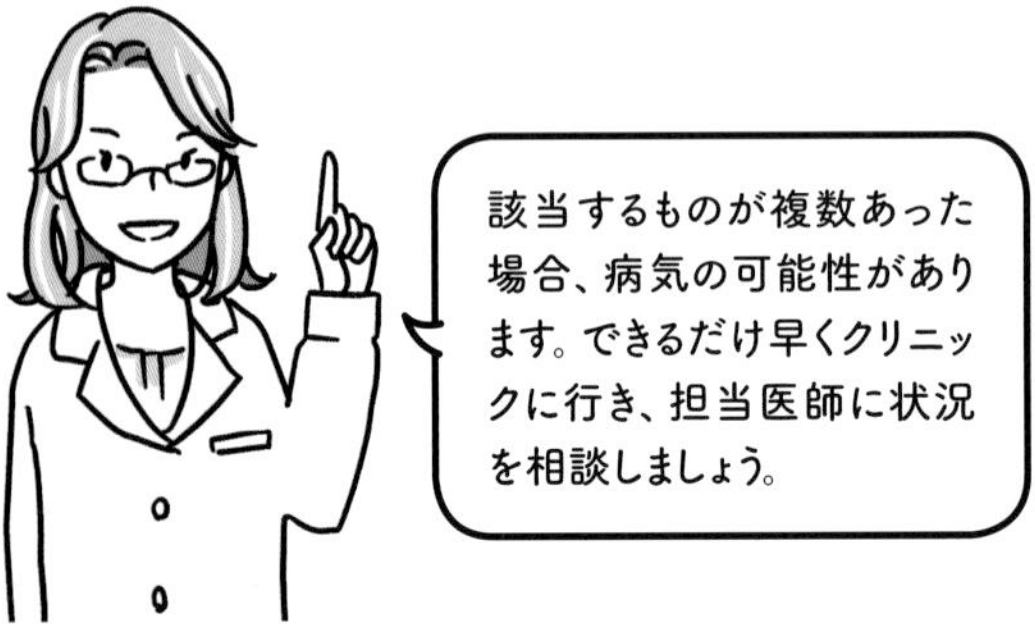

子宮頸がんチェック

Q1.	定期的に子宮頸がん検診を受けていない。	□
Q2.	複数のパートナーとセックスしたことがある。	□
Q3.	セックスするときにコンドームを使わないことが多い。	□
Q4.	はじめてのセックスをしたのはかなり若いとき。	□
Q5.	タバコを吸う。	□
Q6.	ここ1～2年、子宮頸がん検診を受けていない。	□
Q7.	産婦人科を受診したとき、ハイリスクHPV陽性といわれた。	□
Q8.	不正出血がある。	□
Q9.	セックスをすると出血または痛みがある。	□
Q10.	最近おりものが増えている。	□

子宮体がんチェック

Q1.	BMI（体重(kg)÷身長(m)÷身長(m)）が25以上である。	□
Q2.	糖尿病といわれた。	□
Q3.	高血圧がある。	□
Q4.	生活習慣病がある。	□
Q5.	出産をしたことがない。	□
Q6.	月経不順である。	□
Q7.	生理のとき以外に出血していることが頻繁にある。	□
Q8.	閉経後なのに出血（鮮血）している。	□
Q9.	最近おりものが増えている。	□
Q10.	子宮があるが卵胞ホルモン（エストロゲン製剤）だけのホルモン治療を受けている。	□
Q11.	乳癌治療にタモキシフェンを使用しているが、婦人科の検診を受けたことがない。	□

子宮内膜症チェック

Q1.	生理痛がひどく毎回、鎮痛薬を使う。	□
Q2.	生理痛がひどく日常生活に支障がある。	□
Q3.	生理時に頭痛や吐き気もある。	□
Q4.	徐々に生理痛が悪化している気がする。	□
Q5.	生理期間以外にも下腹部痛や腰痛がある。	□
Q6.	排便をするときに痛みがある。	□
Q7.	セックスをするときに痛みがある。	□
Q8.	避妊していないが、なかなか妊娠しない。	□
Q9.	尿に血が混じっていることがある。	□
Q10.	便に血が混じっていることがある。	□
Q11.	原因不明の気胸になったことがある。	□

子宮筋腫チェック

Q1.	生理時の出血量が多い。	☐
Q2.	生理痛がひどく毎回、鎮痛薬を使う。	☐
Q3.	生理時に動悸・息切れ・めまい・立ちくらみなどの貧血に伴う症状がある。	☐
Q4.	生理持続期間が7日以上ある。	☐
Q5.	経血に血のかたまりが混じることがある。	☐
Q6.	下腹部に膨満感がある。	☐
Q7.	下腹部にしこりがある。	☐
Q8.	頻尿、尿もれ、尿が出にくいなど、排尿に関するトラブルがある。	☐
Q9.	避妊していないが、なかなか妊娠しない。	☐
Q10.	おりものの量が増えたり、血が混じったりしていることがある。	☐

月経困難症チェック

Q1.	生理痛がここ2～3年の間にひどくなってきた。	☐
Q2.	生理中は鎮痛剤が手放せない。	☐
Q3.	市販の鎮痛剤が効かないことがある。	☐
Q4.	生理痛がひどい日は仕事や学校を休むことがある。	☐
Q5.	排便痛や性交痛が度々ある。	☐
Q6.	生理中は痛みだけでなく、吐き気や頭痛がする。	☐
Q7.	生理の量が多く、ナプキンでは防ぎきれないくらい出る。	☐
Q8.	採血で貧血といわれたことがある。	☐
Q9.	産婦人科で子宮内膜症や子宮筋腫、子宮腺筋症と診断されたことがある。	☐

月経前症候群（PMS）チェック

Q1.	感情が不安定になる。	□
Q2.	いらだち、怒りの感情があり、対人関係でいさかいが増える。	□
Q3.	うつっぽさ、絶望感を感じ、自分に批判的になる。	□
Q4.	不安、緊張、高ぶっているという感覚がある。	□
Q5.	仕事・学校・友人関係・趣味に対しての興味が減る。	□
Q6.	集中力が低下する。	□
Q7.	疲れやすく、気力がわかない。	□
Q8.	食欲が増している、または特定の食べ物を食べたくなる。	□
Q9.	過眠または不眠になる。	□
Q10.	圧倒される、または自分をコントロールできない感覚がある。	□
Q11.	乳房の痛みや張り、関節痛や筋肉痛、頭痛、むくみ、体重増加などの身体症状がある。	□

性感染症（STD）チェック

Q1.	セックスをするときにコンドームを使わないことが多い。	□
Q2.	セックスパートナーが複数いる。	□
Q3.	セックスをすると下腹部が痛い。	□
Q4.	尿をすると痛みがある。	□
Q5.	陰部がかゆい、または痛い。	□
Q6.	最近おりものが増えた。	□
Q7.	おりもののにおいが気になる。	□
Q8.	性器周囲にイボや水疱がある。	□
Q9.	太ももの付け根が腫れている。	□
Q10.	最近全身倦怠感が強い。	□

参考：「これって病気かな？女性の病気セルフチェック」（厚生労働省研究班監修）
https://w-health.jp/self_check/

迷信に振り回されないで！ ❶

生理のペースや回数は自力でコントロールできる
→コントロールできない！

昔の女性は経血を出すタイミングを自分でコントロールしていた、という説があるようですが、できません。経血は流れ出るのが自然なことで、女性器にそれを阻止するしくみはありません。骨盤底筋で膣を締めて経血を漏れにくくしたとしても、それはわずかな時間。ちょっとした動作でゆるむもので、むしろゆるんでいる状態が自然です。

同じように生理の回数もコントロールできません。ただ、昔と現代では事情が少し違い、現代女性のほうが生理の回数は多いです。それは出産回数の違いが関係しています。昔は4人、5人と子どもを産むことがめずらしくありませんでした。妊娠中や授乳中は生理は止まりますから、必然的に生理の回数は減ることになります。

自分ではコントロールできない、経血の量や生理の回数ですが、経血の量が多い、生理の回数が多い少ない、不規則というようなことがあれば、病気が関係している可能性もあるので、病院で受診してください。また生理の回数で発症リスクが高まる病気もあるので、医師に相談し、ピルの活用なども考えるとよいでしょう。

1章

子宮が私にとって重要なこと

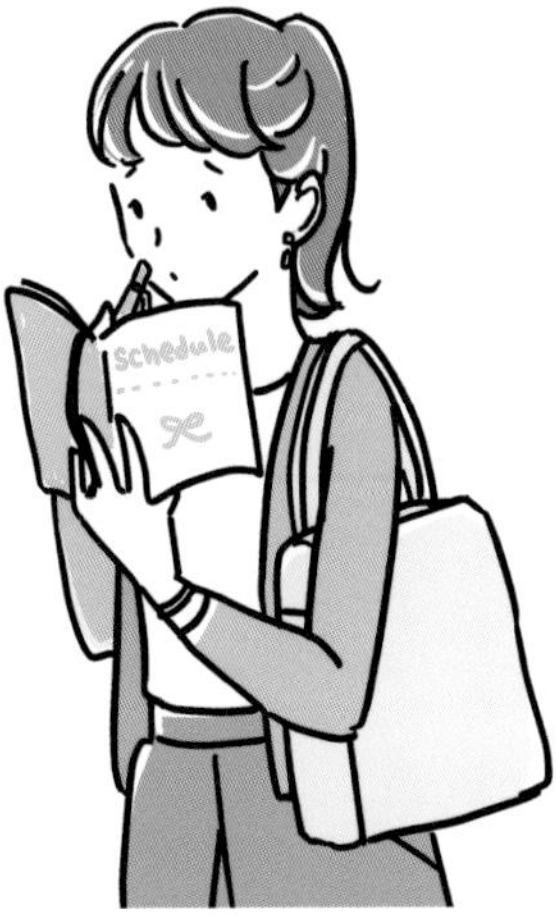

初潮を迎えてから老齢期までつきあう子宮。
妊娠・出産の役割も長い目で見れば一時のこと。
日常生活で子宮が体にどのような役割なのか、
体調不良や病気とどんな関連性があるのか、
子宮と体の関係を理解しましょう。

しくみ

子宮の役割①

そもそもなぜ、月経があるの？

種の継続ができる大人の証し
現在は回数が増加傾向に

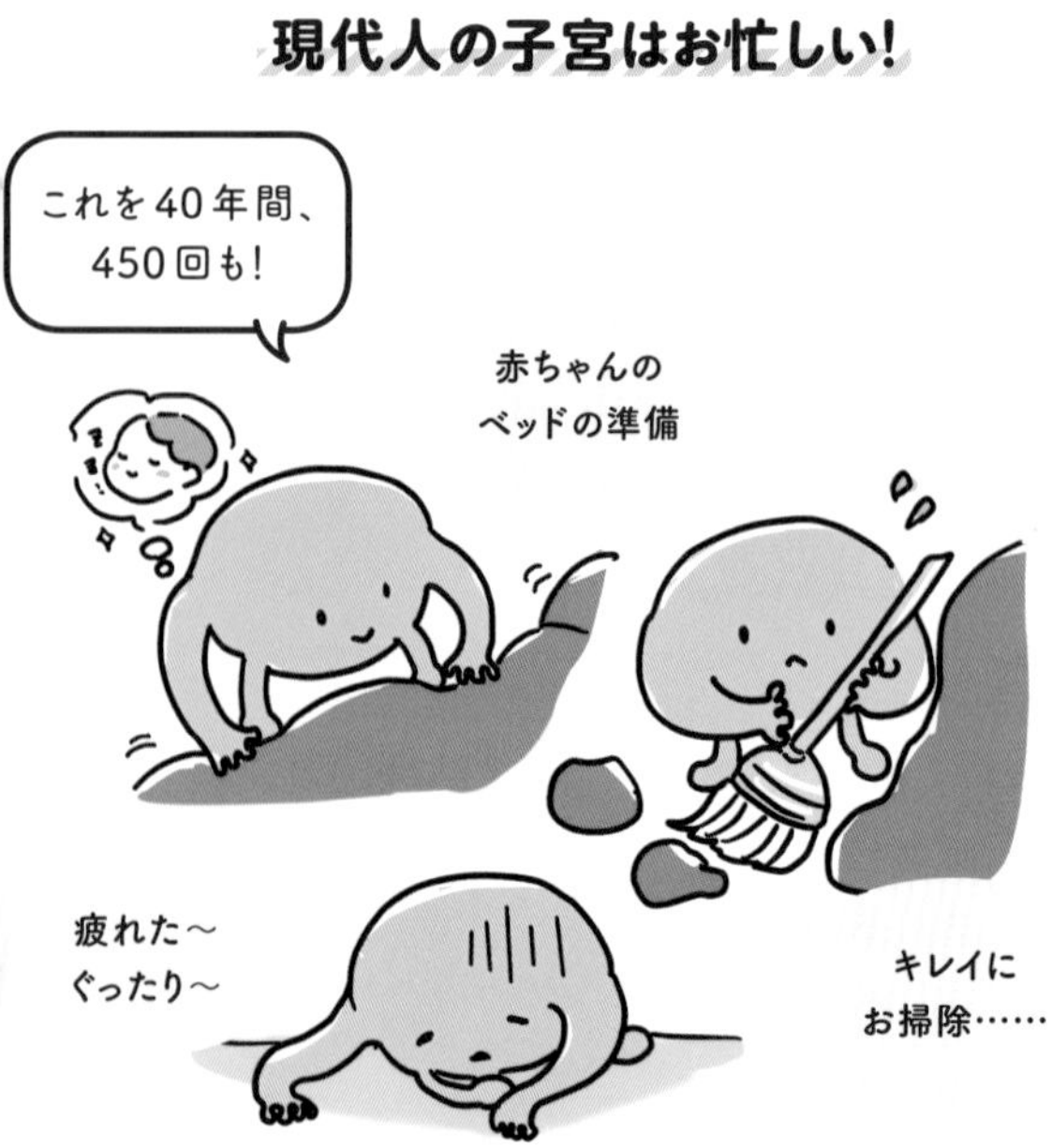

思春期になって女性ホルモンが分泌されると、一定のサイクルで卵子が成熟し、排卵されます。卵子は子宮に移動しますが、受精がかなわないと、子宮内に準備された赤ちゃんのベッド（＝子宮内膜）とともに、膣から排出されます。これが「月経」です。このようにヒトの種を継続していくことに大きく関わっているため、初潮がくると女性は「大人になった証拠」だといわれるのです。

今と昔の生涯月経回数の違い

	100年前	現在
生涯月経回数	50回	450～500回
初潮～閉経	15、16歳～45歳前後	12、13歳～50歳前後
出産する人数	約3～8人	約0～2人

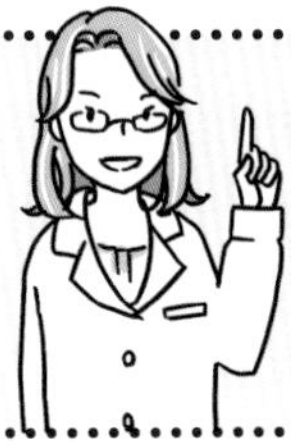

ライフスタイルの変化から生涯の月経回数が大きく増加しました。それによって子宮が血液にさらされる機会が増え、子宮周辺の病気も多種多様になっています。

そもそも月経はすべての動物にあるのでしょうか。実はヒトのほかは一部のサル、コウモリ、ネズミだけです。ほとんどの動物には年に1～2回の繁殖期と発情期があります。野生動物にとって経血は、捕食者に襲われる危険を高めるため、なぜそのようなリスクを冒してまで月経が起こるのか、理由ははっきりしていません。

月経を「子宮のデトックス（＝老廃物の排出）」という人もいますが、月経がなくても子宮に老廃物がたまることはありませんし、女性の体のしくみからは特段、問題はありません（妊娠はできませんが）。それよりも、**現代女性は生涯月経の回数が増加傾向にあります。それによってかつてなかったような病気が増えていることも**事実です。

しくみ

子宮の役割②

妊娠・出産のしくみを理解する

卵子と精子の出会いは奇跡 40週間赤ちゃんを育む

女性が妊娠するためには、卵子と精子が出会って受精しなくてはなりません。まず卵巣に入っている卵胞の中から、成熟した卵子がはじき出され、卵管采《らんかんさい》がキャッチして卵管に入ると、卵管膨大部というところでしばらく精子を待っています。精子は射精によって腟から女性の体内に入ると、子宮内を通って卵管に入ってきます。妊活をしている人は、この貴重な出会いをできるだけ確実に行いたい、と思うわけで

妊娠初期のサイン

- □ 昼間に眠くなる
- □ 食欲が出すぎる
  食欲がなくなる
- □ 涙もろくなる
- □ 体温が高くなる
- □ 吐き気、胸やけ
- □ 乳首が黒ずむ
- □ 乳房が張る
- □ おりものが増える
- □ 脚がむくむ

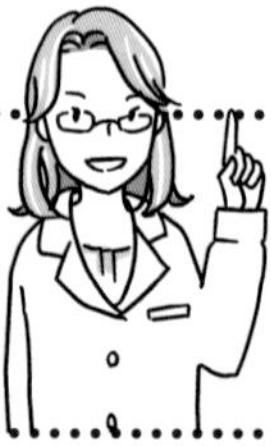

最大のサインは、月経の遅れ。妊娠検査薬で調べて産婦人科へ行きましょう。

産後の体のマイナートラブル

会陰切開のあとの痛み	最近は抜糸不要タイプが多いが、傷口が痛むことも。1か月ほどでおさまるが、化膿しているような場合は受診を。
便秘	会陰切開や帝王切開の傷あとが気になっていきみにくいこと、母乳に水分を取られて便がかたくなることなどが原因。食物繊維の多い食事や水分補給を心がけて。
尿失禁	出産時に骨盤底筋にダメージをかけたことが原因。一過性だが、3～4か月たっても改善しなければ受診を。
痔	出産時にいきんだり、産後に便秘になることで起こる。
マタニティブルー	産後イライラしたり、涙もろくなったり、眠れなくなったりする症状。授乳ができる体に急転換し、ホルモンが乱れているため。産後1か月過ぎても治らない場合は受診を。
乳房の張り	母乳の分泌と赤ちゃんが吸う量のバランスが取れず、乳房が張ってパンパンになる。赤ちゃんに頻繁に吸ってもらう。

すが、実際のところ基礎体温をつけていても、排卵日を特定するのは難しく、前後2日間ぐらいを合わせて「だいたいこのあたり」ということしかできません。でもがっかりしないでください。**卵子の寿命は24時間といわれていますが、精子は女性の体内で2～7日間生きることができます。**妊活をしている人は、排卵日に限らず、週に2～3回ペースでセックスをすることをおすすめします。

晴れて受精した受精卵は子宮へ運ばれ、子宮内膜にもぐり込んで着床します。その日から子宮のベッドの中ですくすく育ち、40週間ほどすると陣痛が起こり、赤ちゃんが産道を通って外に出てきます。分娩後、赤ちゃんを包んでいた胎盤が出て、大きかった子宮も次第に元の大きさに縮んでいきます。

女性器のことを正しく理解する

思い切って見てみたら きちんとケアするきっかけに

この世にヘンな性器なんてない！

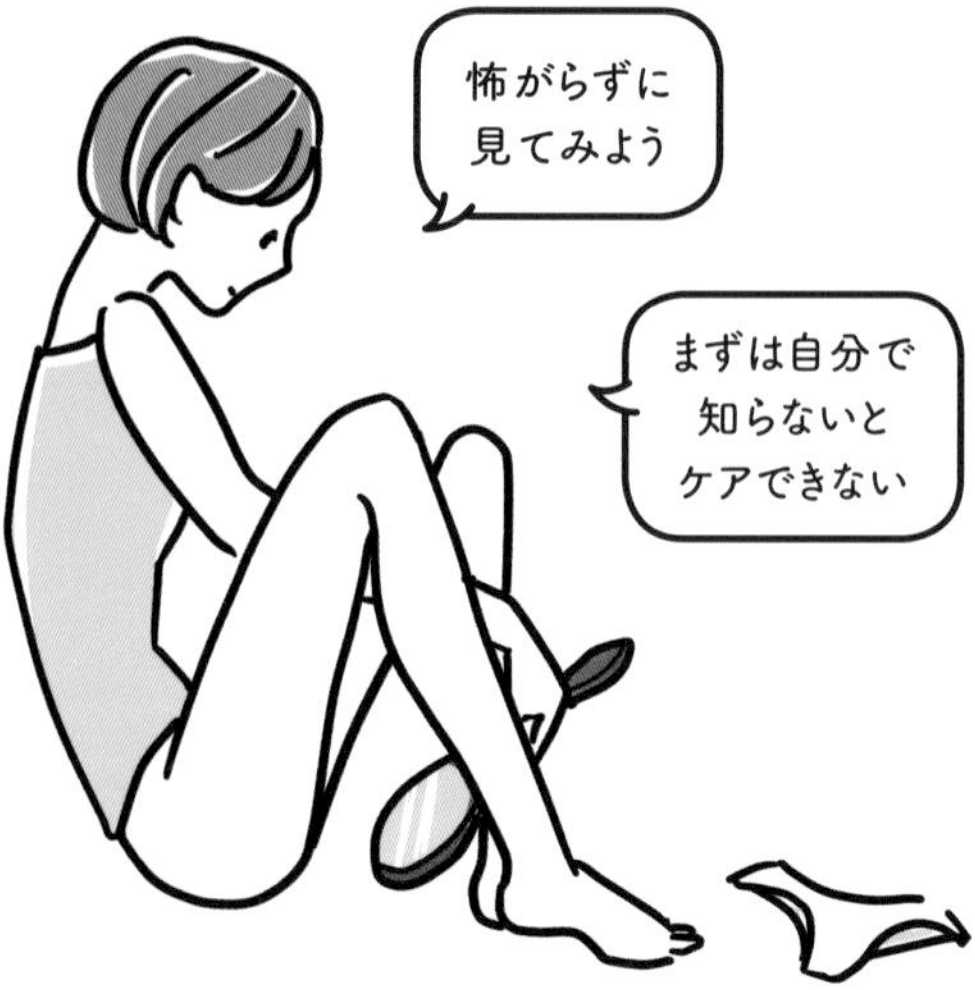

日本では女性器をタブー視する傾向があります。女性器のことを「女陰《じょいん》」と呼ぶことからも、明るいイメージはしないですよね。婦人科では「彼氏にあなたの性器はヘンだ、といわれたのですが……」といって受診する人がたまにいます。性器は人の顔やほかのパーツと同じく、同じものはありません。セックスはしたことがあっても、自分の性器をまじまじと見たことがある人は少ないのではないでしょうか。思

女性の外性器

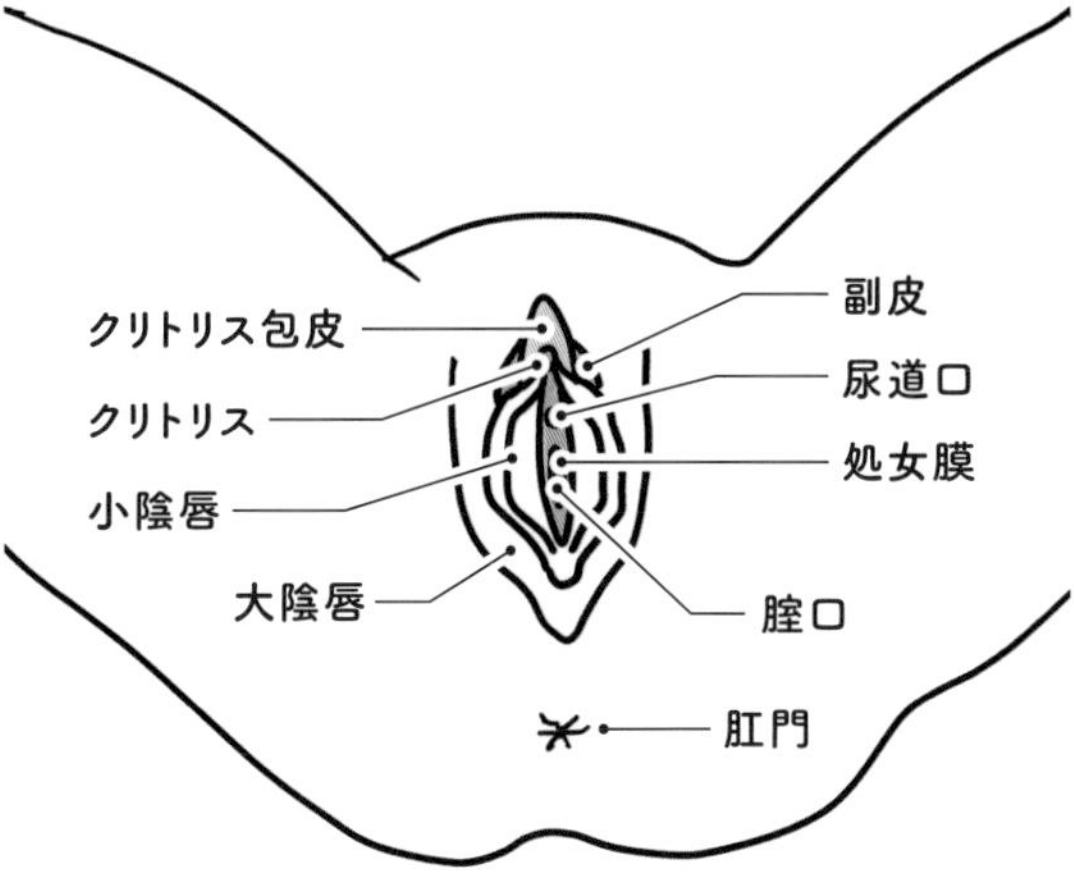

い切って手鏡で見てみましょう。怖いものでも、気持ちの悪いものでもありません。

女性器を知ってほしい理由は、男性に比べて女性器はくぼんでいるので見えづらいことと、ヒダがあって全体像をつかみにくいため、ケアがしづらいからです。まず一番外側に大陰唇《だいいんしん》があり、その内側の薄いヒダ状の皮膚が小陰唇《しょういんしん》。尿道口や膣口を覆って保護する役目を果たしています。

小陰唇の上端についている小さな突起はクリトリスといい、普段は包皮の中に隠れていて性的に興奮すると充血して大きくふくらみます。男性の陰茎（ペニス）と同様、とてもデリケートな部分です。そのすぐ下に尿道口があります。場所を把握しておけばトイレやお風呂でしっかりケアできます。

しくみ

女性ホルモン①

体をコントロールする さまざまな役割

女性に欠かせない働きのほか 美容や健康にも役立つ

子宮を妊娠しやすい状態に整える

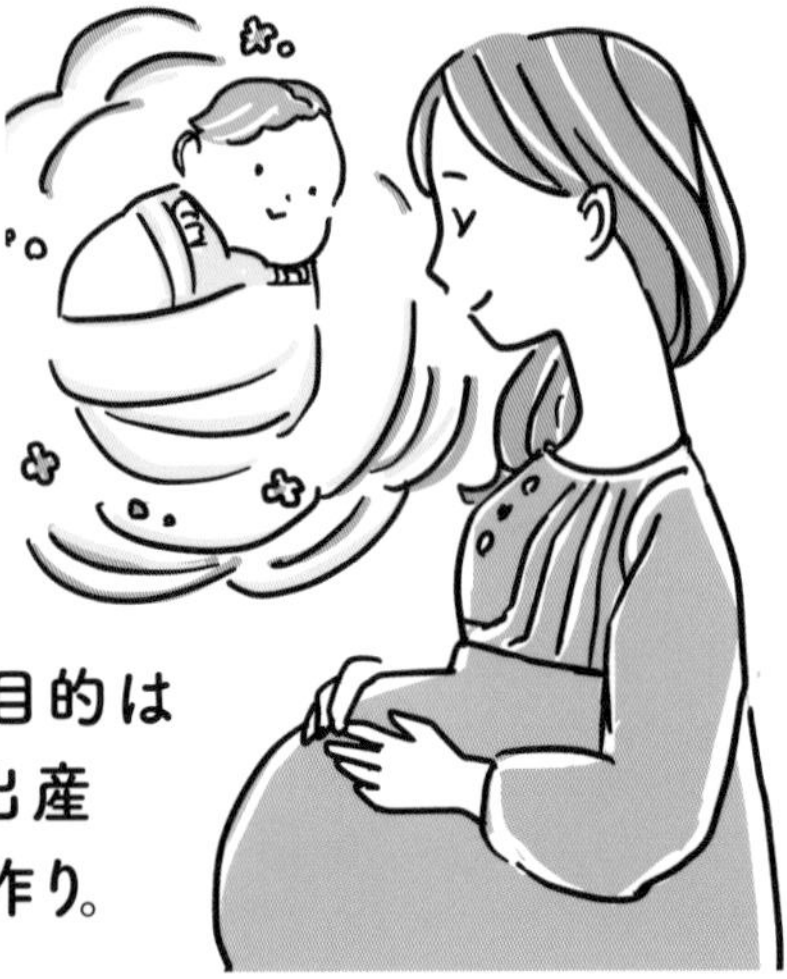

まず第一の目的は妊娠＆出産できる体作り。

ホルモンとは脳の指令を受けて血液中に分泌され、体の状態をコントロールする化学物質のこと。甲状腺や副じん、すい臓などからも作られますが、ここでは主に卵巣から分泌される「女性ホルモン」についてお話しします。**女性ホルモンは主に子宮の状態を妊娠・出産できる状態に整える役割を果たしますが、美容、健康、メンタル面にも欠かせない、重要な働きをします。**

分泌されるホルモンの働き

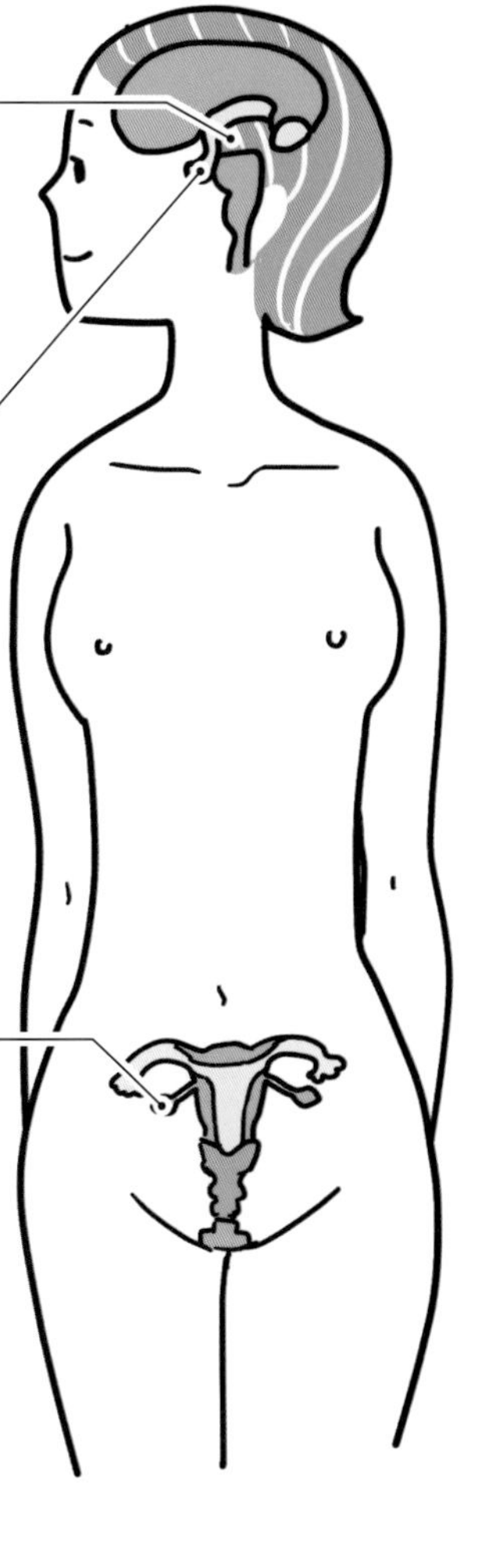

視床下部

- 性腺刺激ホルモン放出ホルモン（GnRH）
  FSHとLHの分泌を促す。

脳下垂体

- 卵胞刺激ホルモン（FSH）
  エストロゲンの分泌を促す。
- 黄体形成ホルモン（LH）
  卵胞を刺激して排卵を促し、排卵後は卵胞を黄体に変化させるように促す。
- プロラクチン（乳汁分泌ホルモン）
  出産後、乳腺を刺激して母乳が出るように働く。同時にエストロゲンの分泌を抑制する。

卵巣

- エストロゲン（卵胞ホルモン）
  子宮内膜を増殖させ、妊娠の準備をする。骨や皮膚、脳や血管にも作用する。
- プロゲステロン（黄体ホルモン）
  子宮内膜をやわらかくし、受精しやすいように整える。受精した場合は継続するように働き、減少すると月経が起こる。

しくみ

女性ホルモン②

エストロゲンとプロゲステロンとは？

いいことも悪いことも併せ持つ、女性の守護神

女性ホルモンにはエストロゲン（卵胞ホルモン）とプロゲステロン（黄体ホルモン）の2種類があります。では、この2つのホルモンの具体的な働きを見ていきましょう。

まずエストロゲンは卵胞を成熟させ、排卵を促す働きがありますが、それ以外には女性らしい体を作る、肌に潤いをもたらす、髪を艶やかに保つなどの役割も。また骨や血管を丈夫にし、メンタル面では、脳内の神経伝達物質を増

どちらも女性ホルモンの仕業

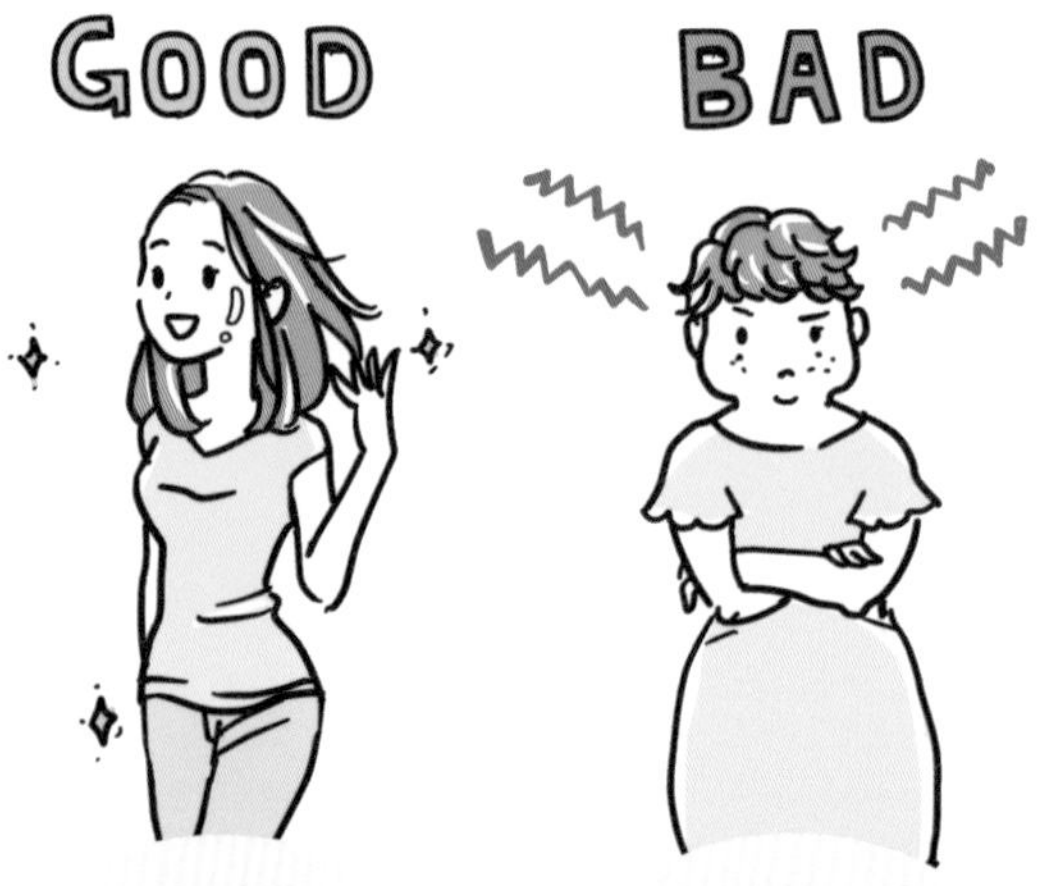

肌や髪を美しく、メリハリボディの維持

イライラする、むくみ、肥満、肌荒れ

2つの女性ホルモンの主な働き

エストロゲン（卵胞ホルモン）	プロゲステロン（黄体ホルモン）
＊排卵を促す ＊子宮内膜を厚くする ・女性らしい体を作る ・肌や髪を美しくする ・動脈硬化を予防 ・骨を丈夫にする ・精神を安定させ、活動的に ■分泌過多：子宮内膜症や子宮筋腫などの女性特有の病気に関連する	＊子宮内膜を着床しやすくする ＊妊娠を維持する ＊基礎体温を上昇させる 【エストロゲンと同時に分泌された場合】 ・食欲増進 ・むくみやすい ・ニキビ、肌荒れ ・便秘、肩こり、頭痛、腹痛 ・精神不安定、集中力の低下 ■月経前症候群や過多月経を起こす

加させることで脳を活性化してくれます。美容と健康に欠かせないだけでなく、知性もつかさどっている最強のホルモンといえます。

また、プロゲステロンとエストロゲンが同時に大量に出ると、受精卵の着床に備えて子宮内膜を整える以外には、食欲増進、ニキビや肌荒れの原因になったり、肩こりや便秘、腹痛を起こしたり、イライラや精神不安定を引き起こすといった、うれしくない症状が出ます。

こう考えると集中力が低下したり、肌荒れが起きたりするのは月経周期に合わせて起きていた、と心当たりがある人もいるのでは。**女性ホルモンが多ければ多いほどいいわけではなく、多いと月経痛が重くなるとか、子宮内膜症や子宮筋腫など女性特有の病気のリスクが上**がる、といわれています。

しくみ

女性ホルモン③

経年変化って何が変わってくるの？

学んでおけば変化も怖くない！

**はじめての生理が不安だったように
更年期も知らないことばかり**

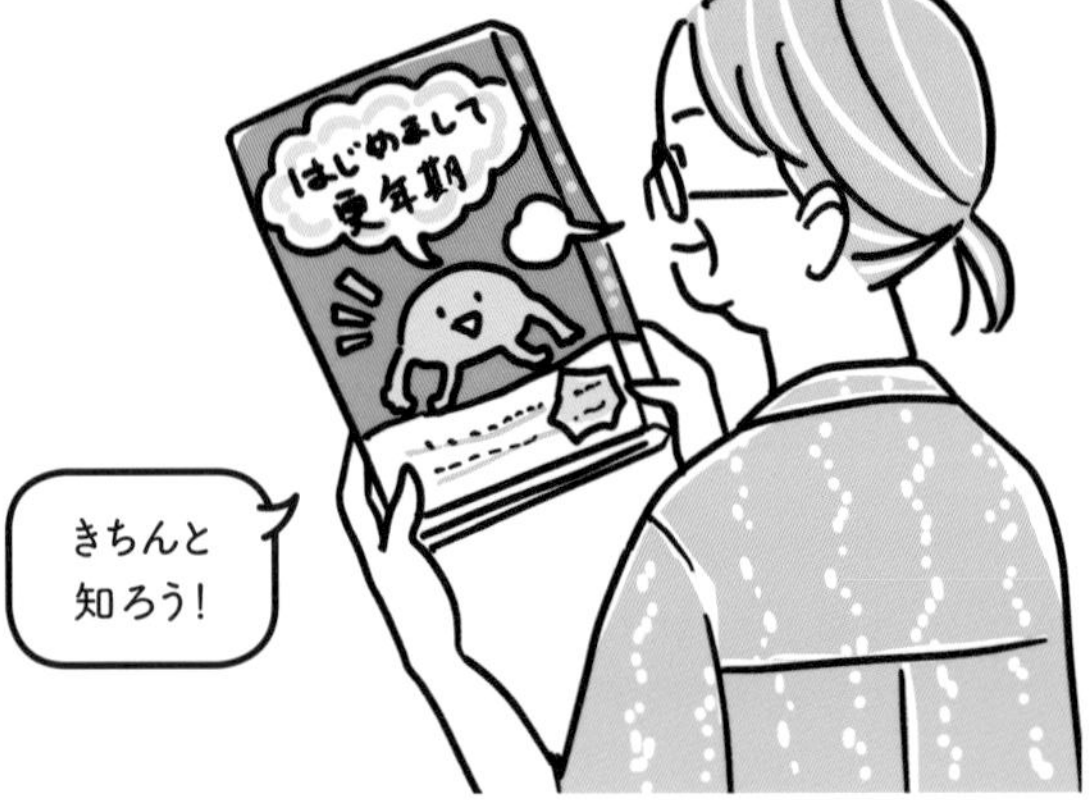

初潮から閉経までの約40年間が活躍期間

人が女性であることに終わりはありませんが、女性ホルモンには終わりがあります。思春期に初潮がくるころから右肩上がりに増え、20歳ごろがピークとなり、性成熟期を迎えます。そして45歳ぐらいから徐々に減り始め、閉経後5年ぐらいに、初潮がくる前の状態に戻ります。この**閉経を挟んだ前後合わせて10年間を「更年期」といい、思春期同様にさまざまな体や心の変化が訪れます。**

一生で見る女性ホルモンの変化

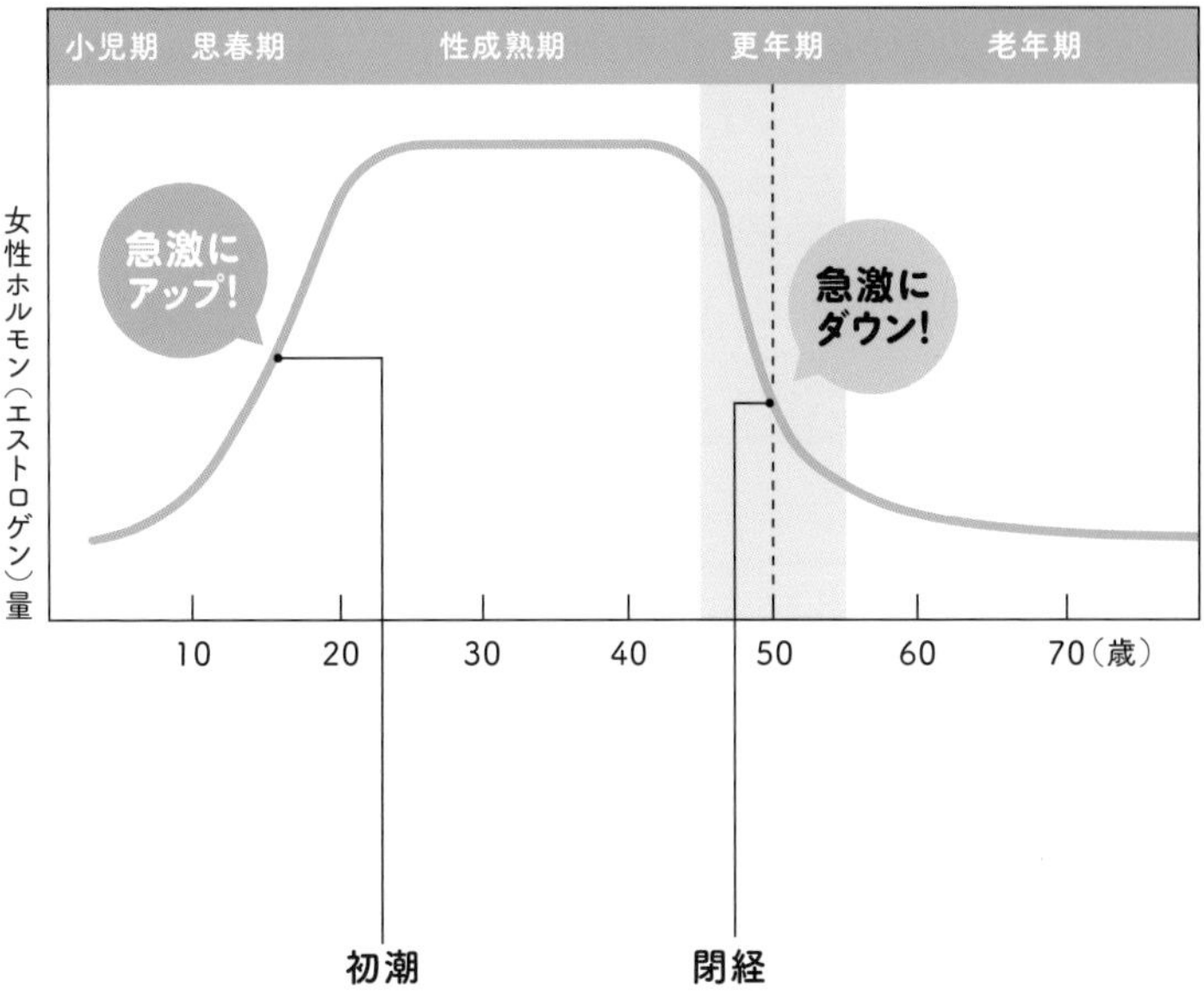

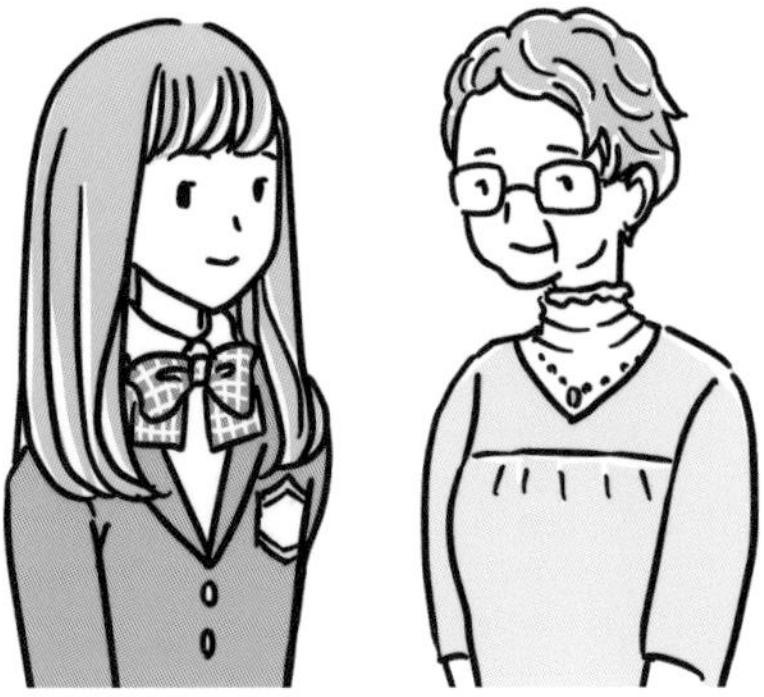

女性ホルモンの分泌が始まり月経がスタート。最初のころは月経周期や量も不安定。丸みを帯びた女性らしい体つきになる。

45歳ごろから月経周期や量が不安定になり、やがて閉経に。その前後10年間を更年期といい、身体的だけでなく、精神的にも変化が起こる。

しくみ

月経の関係①

初経（初潮）はどうやって訪れる？

初潮のころは試運転 高校生ぐらいになって安定

小学校低学年ぐらいまでは男女で体形に大きな差はありませんが、早ければ8歳ぐらいから徐々に女性ホルモンの分泌が増えて女性らしい体つきになり、子宮では妊娠ができるように準備を進めます。外性器も発達し、陰毛が生え始めます。多くは12歳ごろに初経（最初の生理）を迎えますが、最初のうちは不安定で2～3か月に1回のことも。15歳ごろになると安定し、生殖機能の発達が完了します。

初潮を迎える兆し

- ○年齢は10～15歳（12、13歳が多い）
- ○平均身長152cm、体重42kg
- ○脇や陰部に毛が生え始める
- ○胸にしこりや痛みがある
- ○肌が脂っぽい。ニキビができる
- ○おりものが出始める

月経周期と女性ホルモンの増減

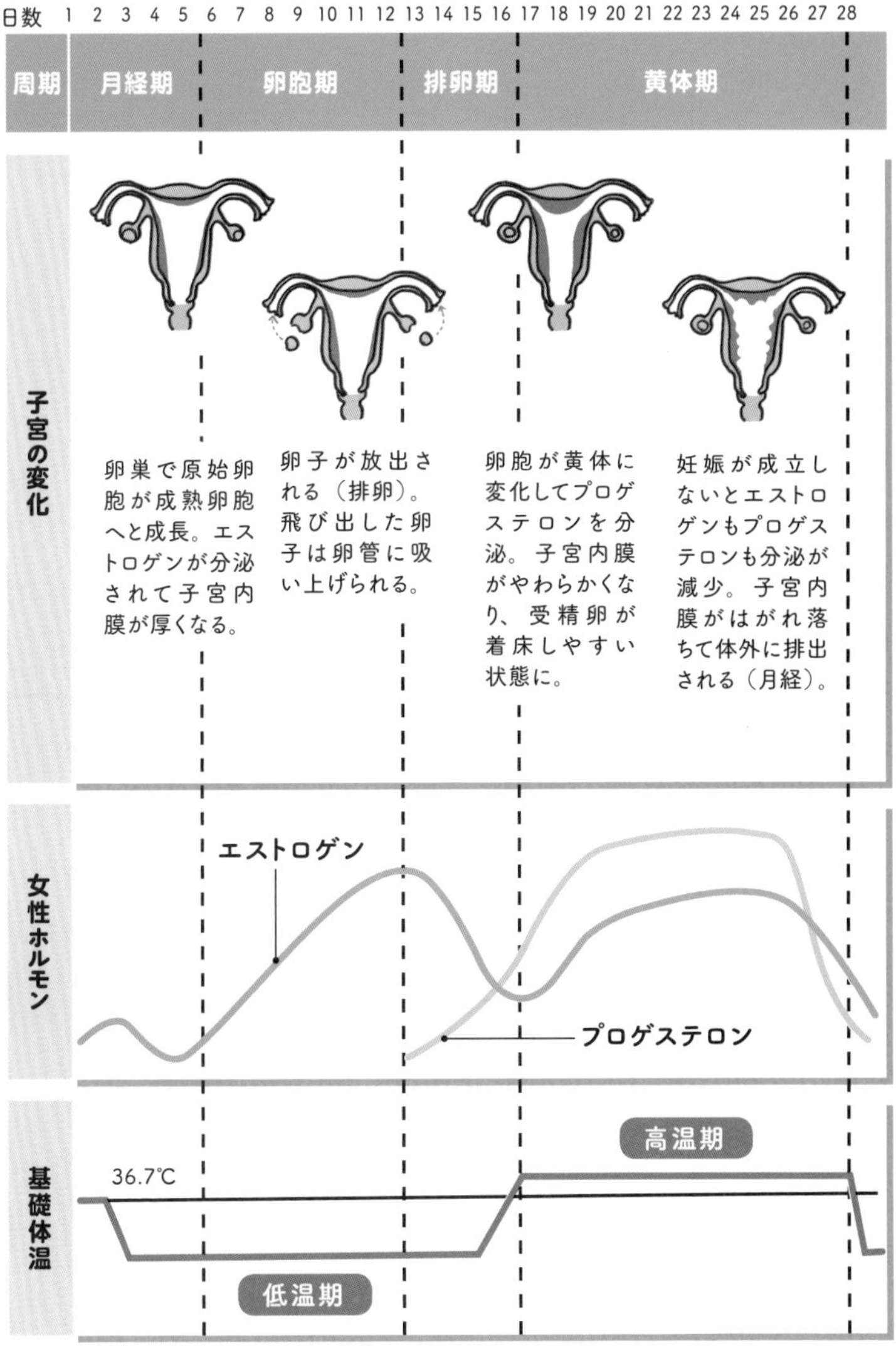

しくみ

月経の関係②

個人差にとらわれない！標準的な月経とは？

自分の生理をきちんと知って子宮をもっと大切に

生理が始まってから次の生理が始まるまでの日数（月経周期→P.39）や期間、経血の量など、人に説明できるほど自分の生理のことを把握していますか。生理は人それぞれ個性があるものですが、標準から大きくずれていたら何かの兆しかもしれません。まずは**月経周期や期間をチェックし、ナプキンを取り換えた回数もメモしておきます**。最低でも2～3か月は継続してみましょう。

基準から大きく外れるのは病気のサインかも

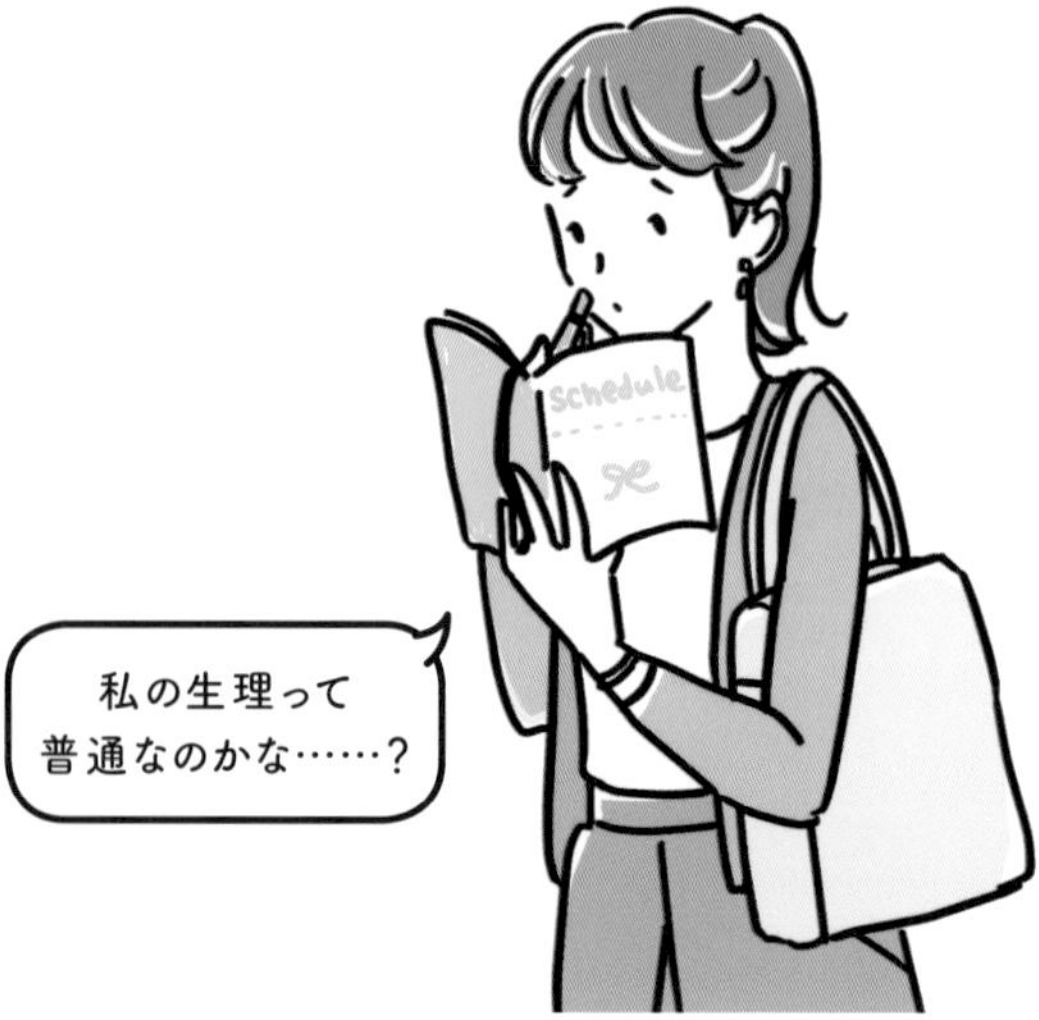

標準的な月経

周期、期間、経血の量には個人差があるが、個人差ととらえてほうっておくのは、苦痛や体調不良を受け入れるようなもの。標準的な月経と比べて、異常がないかを確認しよう。

周期	24 ～ 38日	4週間（28日）が平均。周期は人によって異なるが、毎月、だいたい同じ間隔になる。
期間	3～7日	5日が平均。
経血の量	トータル 20 ～ 140ml	市販の昼用ナプキンは30～45ml を吸収するとして、これを何枚使用したかで考える。

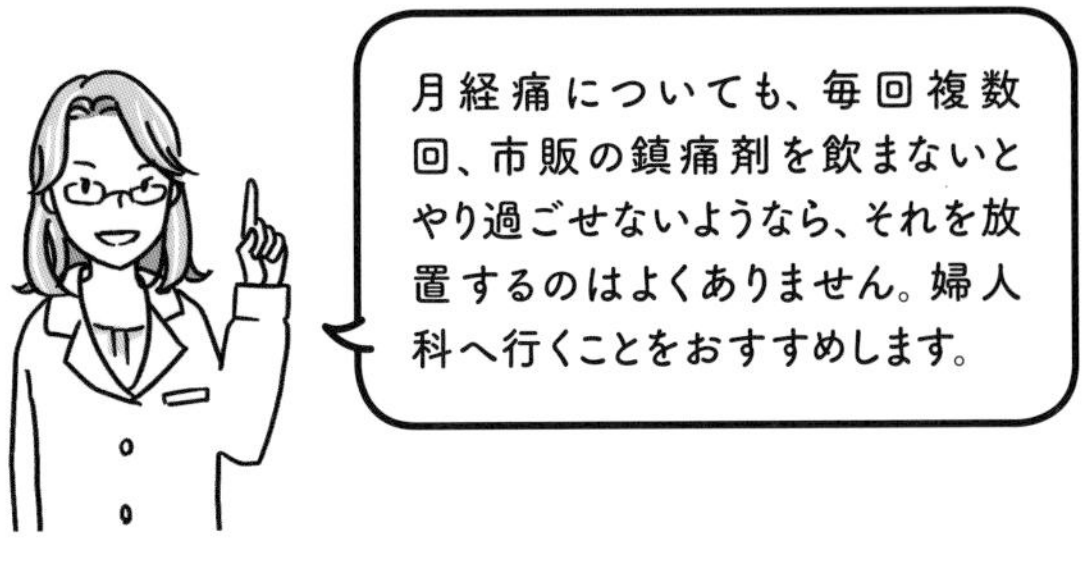

しくみ

月経の関係③

更年期に入り、閉経を迎えたら……

更年期の変化があらわれたら そろそろお別れのサイン

始まりがあれば終わりがある……。40年おつきあいしてきた生理とのお別れが「閉経」。今まで生理にわずらわされてきた人にとっては、「やっと解放される！」と思う半面、女性ではなくなる、老いを認めたくないという気持ちもあるかもしれません。閉経を挟んだ10年間を更年期といい、**女性ホルモンが減少することによって体調が変化し、かかりやすくなる病気があります。**詳細は124ページへ。

閉経の5年前から更年期は始まっている

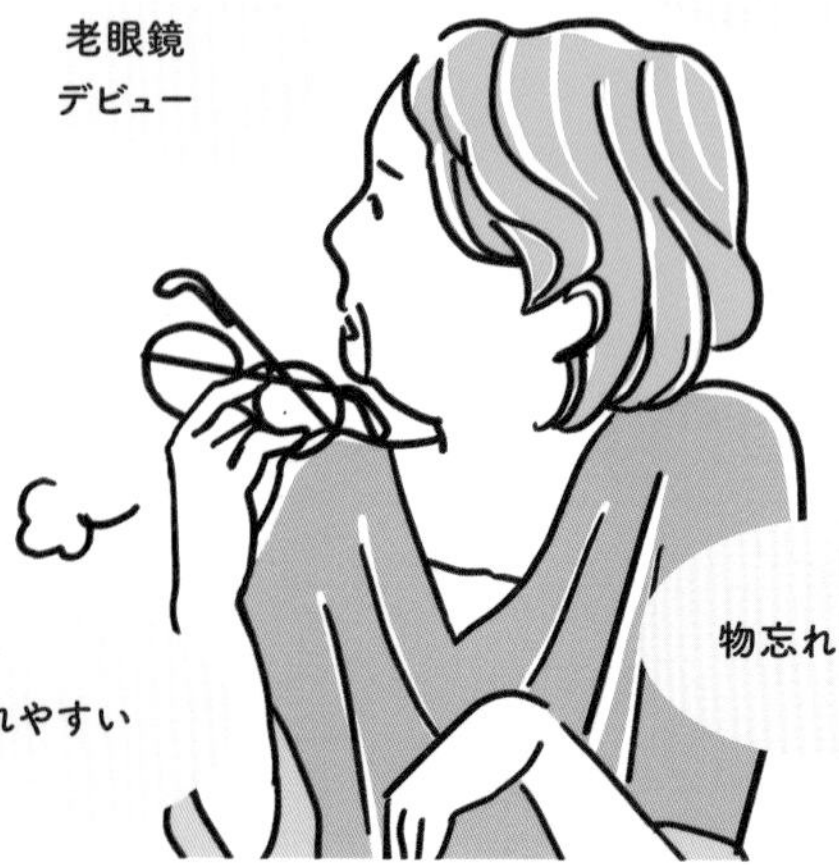

閉経を迎える典型的パターン

個人差はあるが、更年期には多種多様な症状があらわれる。
そのひとつが月経不順。更年期の症状とは関係のないこともあるので、
閉経までの流れの特徴をつかんでおこう。

1《パターン》 月経周期が**短く**なる

2《パターン》 **軽めの月経**が長く続く

3《パターン》 月経周期が**長く**なる

4《パターン》 **閉経**（1年以上なし）

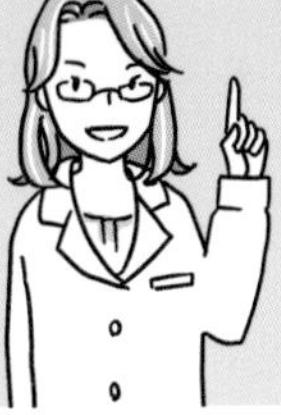

更年期の月経不順

更年期に入ると、思春期の初潮がきたばかりのころのように月経が不安定になることも。「予想もしない日に始まって大量出血！」というケースもよく聞きます。これは女性ホルモンの分泌が減ることが原因。思春期のころと違い、現代の女性はバリバリ働いている人も多いので、日常生活に支障がある場合はぜひ婦人科へ。薬で改善できる場合があります。また、子宮体がんや内膜ポリープなど、ほかの病気が隠れていることもあるので、注意してください。

しくみ

体調不良①

病気になりやすい時期ってあるの？

子宮周りの病気は女性ホルモンの影響大

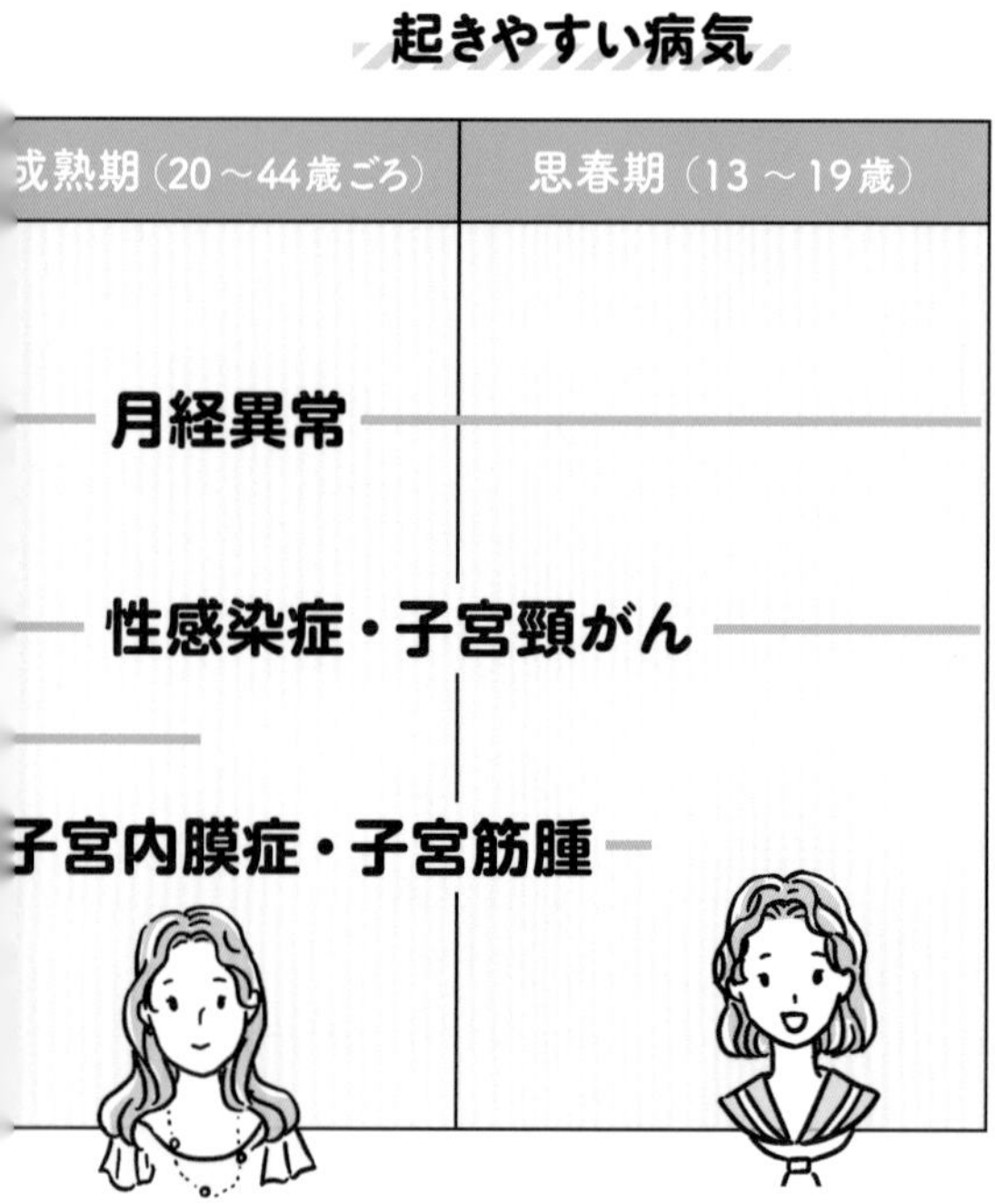

これまでお話ししてきたように、女性の体は女性ホルモンの影響を強く受けています。子宮筋腫や子宮内膜症は女性ホルモンの分泌が旺盛な性成熟期に多い病気で、閉経とともにおさまります。月経随伴症状（月経困難症、月経前症候群など）もホルモンの分泌が続く限り継続すると考えられます。

一方、子宮体がんや乳がんは女性ホルモンが低下する更年期以降に増えてくる病気です。ま

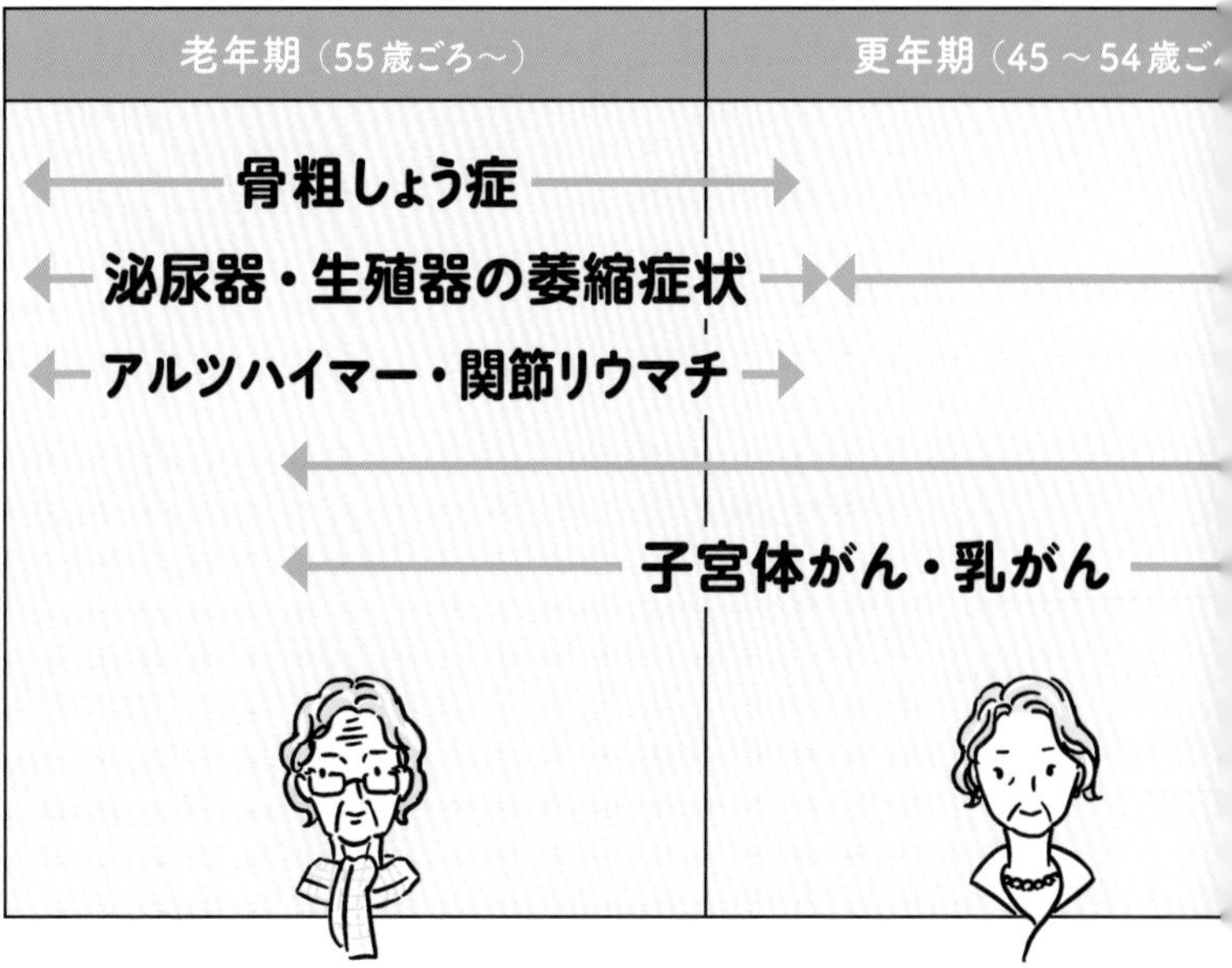

た女性ホルモンとは無関係ですが、性感染症や子宮頸がんの原因ウイルスはセックスによって感染します。若い人でも高齢であっても、性交渉があれば注意が必要です。また**老年期になり、女性ホルモンが低下することで骨粗しょう症になったり、泌尿器や生殖器の萎縮症状があらわれたりすることもあります。**

　婦人科系の不調でホルモン変動が原因の場合は、低用量ピルなどの服用で改善できることがあります。また更年期のさまざまな不調は、ホルモン補充療法でよくなることもあります。女性ホルモンが激減するのをできるだけゆるやかにし、その後は補充し続けることで症状を緩和するお手伝いをします。詳しくは134ページへ。

子宮をセルフで健全に保つには限界が！

内科や歯科に行くようにもっと気軽に子宮ケア！

子宮にまつわるお悩みはとてもデリケート。セックス、生理、妊娠、不妊……女性のライフスタイルに深く関わることだからこそ、いい出しにくく感じてしまうかもしれません。でもお話ししてきたように、**子宮周りの不調は女性ホルモンを整えることで改善することがあります**。どうかためらわず婦人科の門を叩いてください。たとえ選んだ治療が鎮痛剤のみであっても、保険診療なら市販よりも経済的です。

毎回鎮痛剤が欠かせないようなら婦人科へ!

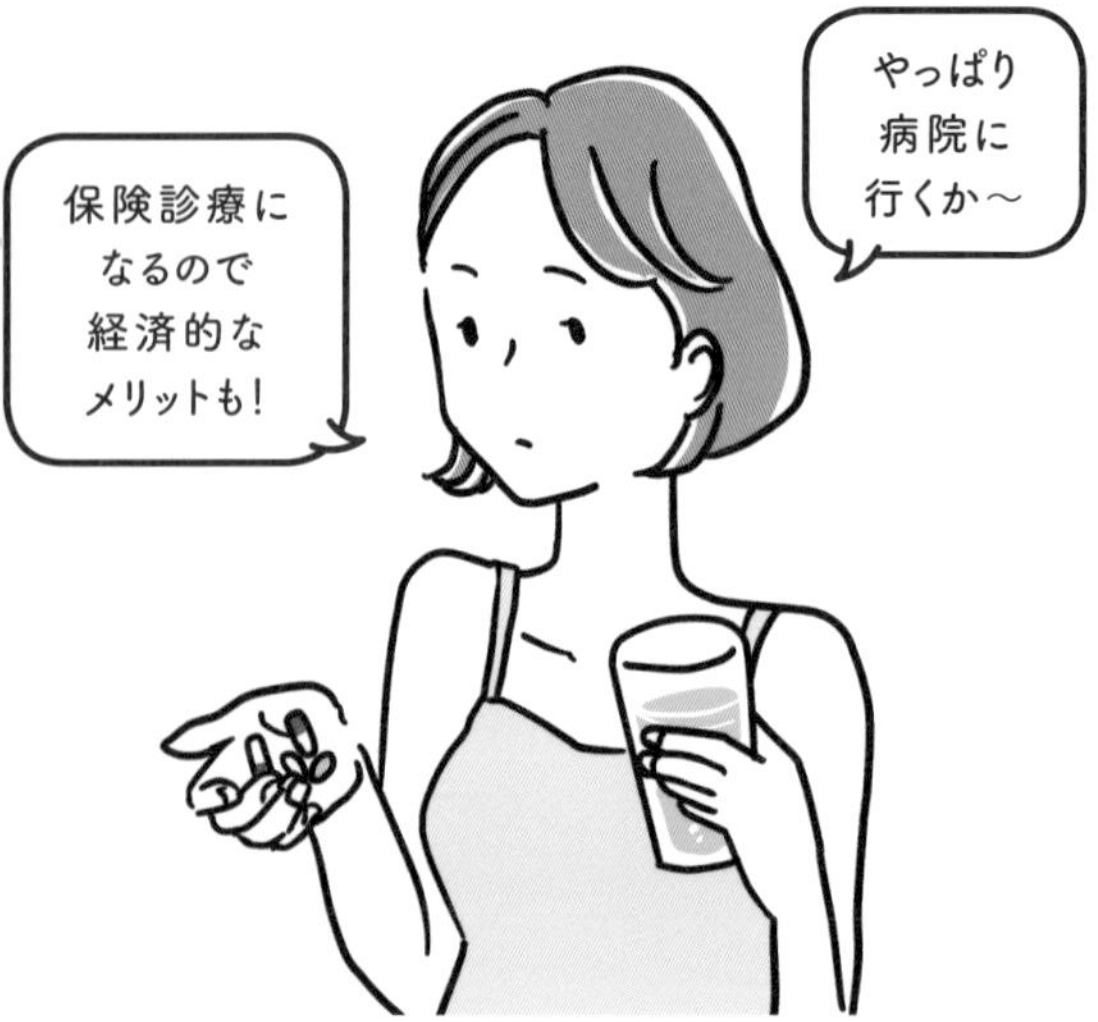

気軽に婦人科を受診するために

その1

スカート、くつ下で行こう

腟口からの診察をする場合、内診台という、リクライニングシートのようなものに乗り、ひざを立てて開脚します。パンツスタイルや、ストッキングをはいていると、それらを全部脱がなくてはなりません。スカートやくつ下なら、脱ぐ必要がないので少しはストレスが軽減します。

その2

月経周期、基礎体温を調べよう

婦人科の問診で聞かれることのなかに、初潮の年齢、月経周期、生理の量や痛みの度合い、セックス経験の有無などがあります。急に聞かれてドギマギしないように、あらかじめ書き出しておくと◎。基礎体温も3か月ほど調べてあるとよいでしょう（→P.154）。

その3

細かい要望はネットで調べるか、問い合わせよう

よくある要望として、女医さんに見てほしい、妊婦さんと待合室で一緒になるのがイヤ、などがあります。これらの要望はホームページを検索すると事前に知ることができます。わからなければ電話で問い合わせてもいいでしょう。

その4

性器を見られるのが恥ずかしい……でも心配しないで！

恥ずかしいのは当然ですが、医師はプロフェッショナルなので、性的な目で見ることはありません。不調に対する心配ごとを解消できるように、医師を信頼してください。

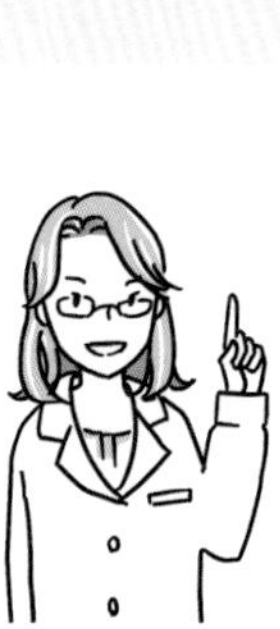

「みんながかまんしていることだから……」という女性ならではのお悩み。でも実はあなた以外はもっと軽いかもしれません。あなたがつらいと感じ、悩みを抱えているなら、ぜひ婦人科を頼ってみてください。

迷信に振り回されないで！❷

「膣トレ」すれば男性が喜ぶ？
→必ずしも男性が喜ぶわけではない！

男性器を締めつけるために、膣のしまりをよくするという「膣トレ」が話題になったことがあります。最初にお伝えしますが、膣のしまり具合と男性の快感の関連性の根拠はありません。ただ、女性がオーガズムに達しやすくなるとはいわれることがあります。

この「膣トレ」ですが、実際は骨盤の底に張り巡らされている骨盤底筋群を鍛えることを指します。例えば、腕を上げて背筋を伸ばすトレーニングをする際、「膣を引き上げるイメージ」をすることで、膣を鍛えている感覚になるのかもしれません。

ただ、この膣トレが無意味かといえばそうでもありません。尿もれや尿失禁を改善する効果があるのです。尿もれや尿失禁は加齢に伴い発症すると思っている人も多いようですが、産後の女性は、妊娠中と出産時に骨盤底筋群が伸びたり破損したりしているため、起こりやすくなっています。膣トレは男性のためでなく、自分の健康のために有効なものだと考えてください。

また膣トレによるダイエット効果や、女性ホルモンアップの効果もデタラメな情報です。

2章

子宮の不良と病気

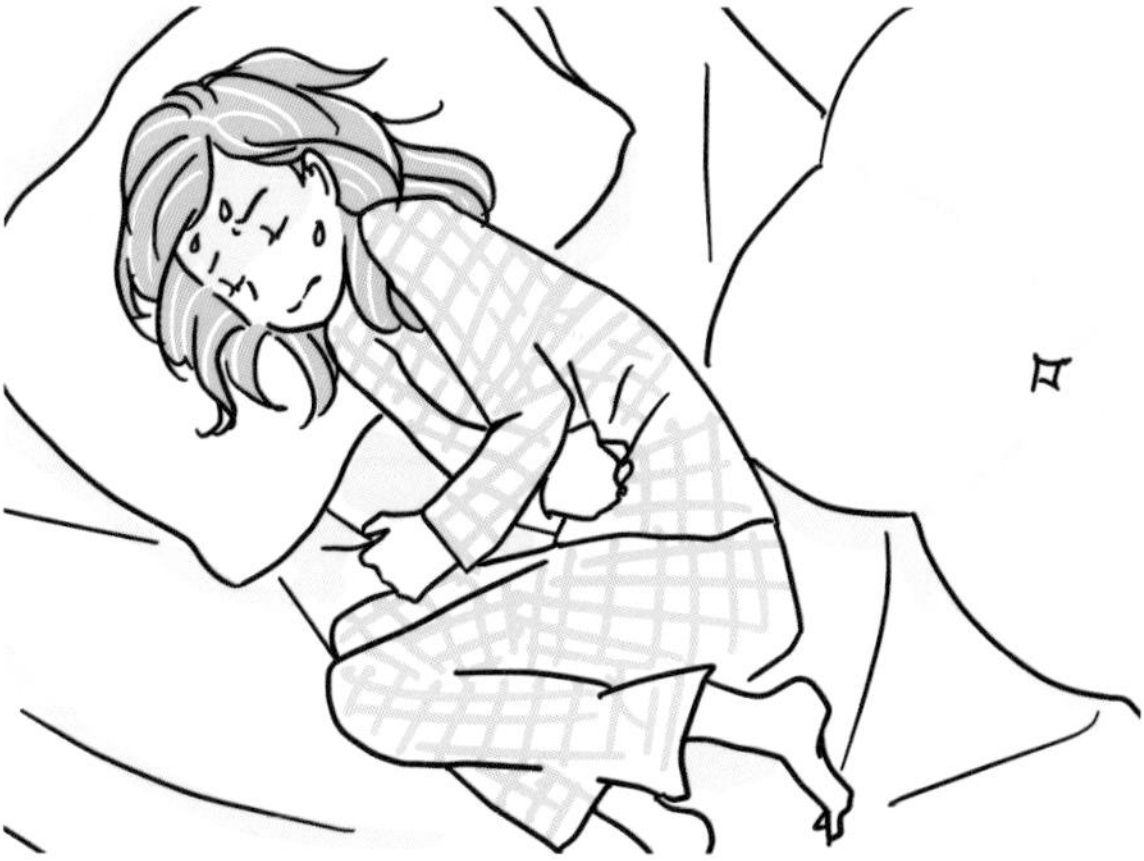

いつもの体調不良だと思っていたら、
発見したときには
病気が進行しているかもしれない。
自身では気付きにくい病気が多いので、
病気の実態を知り、早期発見を心がけよう。

病気のサイン

子宮の不調 ①

女性特有の痛みは子宮や体からのSOS

つらい月経痛・排卵痛は病気が原因かも

女性の多くは、生理中の下腹痛（いわゆる生理痛）や、腰痛、頭痛、吐き気、貧血、食欲不振やイライラなど、月経時のさまざまな不調に悩み、それが当たり前と思っているかもしれません。ところが、それらのつらい痛みや不調をがまんしているうちに病気が進行する場合もあるのです。

生理痛は鎮痛薬や漢方薬、低用量ピルなどを服用することで痛みを和らげることができ

つらいことをがまんしない!

生理以外のときに耐えられないほどの頭痛や腹痛があれば、重大な病気を疑うはず。つらい、痛いという状況は「普通ではない」と自覚し、子宮や卵巣の病気の可能性を考えよう。

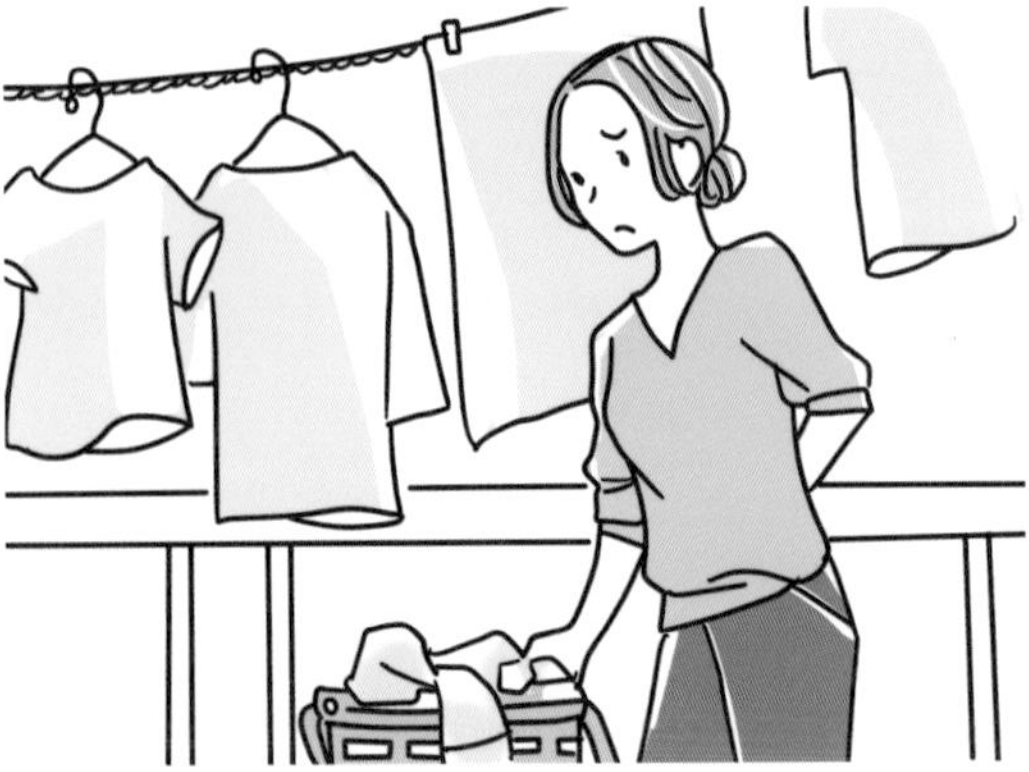

痛みは病気のサインかもしれない！

痛みを伴う不調の症状を「いつものこと」「そういうもの」と思い込まず、婦人科に行って原因を探ろう。

下腹部痛	子宮筋腫（→P.64）、子宮頸がん（→P.68）、子宮体がん（→P.70）、子宮内膜症（→P.72）、子宮頸管炎・子宮内膜炎（→P.78）、性感染症（→P.80）、卵巣腫瘍（→P.94）、卵巣がん（→P.100）、子宮外妊娠
腰痛	子宮筋腫、子宮体がん、子宮内膜症、子宮頸管炎・子宮内膜炎、子宮下垂・子宮脱（→P.82）
性交痛	子宮体がん、子宮内膜症、性感染症、腟の乾燥（→P.104）、腟炎・外陰炎
排便痛	子宮内膜症

ます。**鎮痛薬が必要なくらい痛い、痛みがひどくて日常生活に支障をきたす場合は「月経困難症」です。**特に痛む期間が長い、痛みが強くなった、急に痛むようになってきたという場合は要注意。生理痛と併せて腰痛に悩む人も多く、**子宮内膜症や子宮筋腫などが原因となっていることがあります。**

　女性に多い悩みに、便秘もあります。原因は食事や運動不足、ストレスなどが挙げられますが、月経が近づいて黄体ホルモンの分泌が増えることで腸の蠕動《ぜんどう》運動が弱まり、便秘になる場合も。生活習慣を見直し、運動やマッサージをして自然な排便を促しましょう。そのほか、女性のほうがかかりやすい尿路感染症や膀胱炎も。気になる症状がある場合は、病院で相談してみましょう。

子宮の不調②

月経以外で出血する不正出血を見逃さない

閉経前は月経が不規則になり出血の区別が難しい

月経時ではないのに、膣や子宮、外陰部などから出血するのが「不正出血」。月経と月経の間の排卵期にみられる「排卵期出血」は出血が少量で、卵胞ホルモンの分泌が低下することで起こる出血なので心配はありません。また、ホルモンバランスの乱れによって起こる「機能性出血」は、思春期でホルモンバランスが不安定なころや、更年期の閉経前後にみられ、少量の出血なら心配はありません。ただし、「排卵期

月経周期を把握しよう

不正出血かどうかを見極めるために、自分の月経周期を把握しておくことが、病気の早期発見につながる重要な手がかりに。手帳やカレンダーへの記入や、アプリなどを活用しよう。

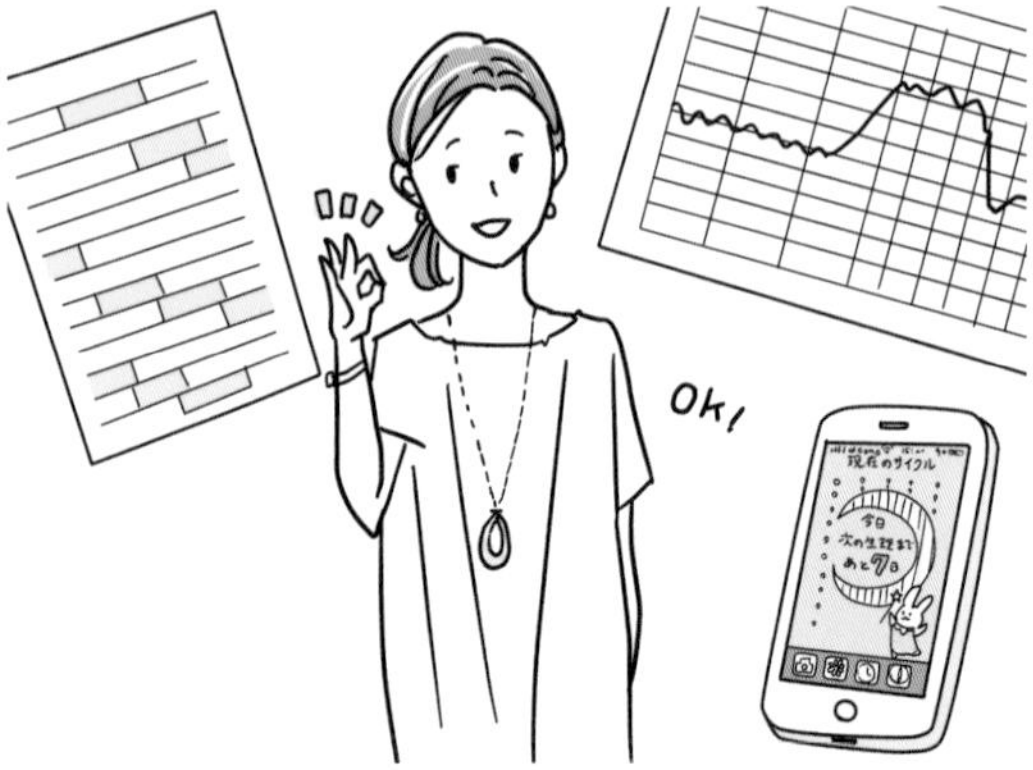

出血を伴う病気をチェック！

不正出血は、子宮や膣などにひそむ病気を自分で発見するための指標となる。月経以外のときや、性交後に出血がある場合は、次のような病気を疑おう。

- **子宮筋腫**→P.64
- **子宮頸がん**→P.68
- **子宮体がん**→P.70
- **子宮内膜症**→P.72
- **子宮頸管ポリープ**→P.76
- **子宮頸管炎・子宮内膜炎**→P.78

まだある

子宮腟部びらん：子宮の入り口付近が赤くただれたように見える。または、実際にただれが起きている状態のこと。

子宮外妊娠：受精卵が子宮以外のところに着床し、生育した妊娠のこと。

非特異性外陰炎／非特異性腟炎：腟や外陰部に、細菌による炎症や下着や石けんによるかぶれが生じている状態のこと。

出血」や「機能性出血」は自分でそれと判断することはできません。決めつけず、念のため受診しましょう。

子宮や膣などの病気は、その症状のひとつとして不正出血がみられます。**セックスのあとに出血する場合は子宮頸部びらんや子宮頸管ポリープ、子宮頸管炎などを疑います。**また子宮体がんの場合も不正出血があり、**おりものに血が混ざって茶褐色やピンクになっていたら子宮頸がんが疑われます。**特に閉経前後は、月経が不規則になるため、月経と病気による出血の区別がつきにくいので、不規則な出血が続いたら婦人科を受診して検査を受けます。

このように閉経後の不正出血は注意が必要です。自分で発見しやすい症状ともいえるので、見逃さないようにしましょう。

尿もれ、頻尿、尿失禁などの尿トラブル

加齢や出産によって骨盤底筋が衰える

骨盤底筋は骨盤の底にある、尿道、膣、肛門の周りを取り囲む筋肉のかたまり。小さな筋肉が網のように張り巡らされていて、膀胱や直腸などを支え、締めたりゆるめたりして排尿や排便などをコントロールしています。特に女性は、子宮や卵巣など男性にはない臓器も支えています。

全身の筋肉と同様、**骨盤底筋も加齢により弱っていきます**。確実にダメージを与えるの

「膣トレーニング」をしよう!

骨盤底筋の筋力の低下を防ぐために、1回数分でできる「膣トレ」を日常生活の中に取り入れ、排尿のトラブルを回避!

全身をリラックスさせて、膣と肛門をおなかのほうに引き上げるイメージでキュ!!と締め、5～10秒間キープ。1セット10回を目安に何度か繰り返そう。

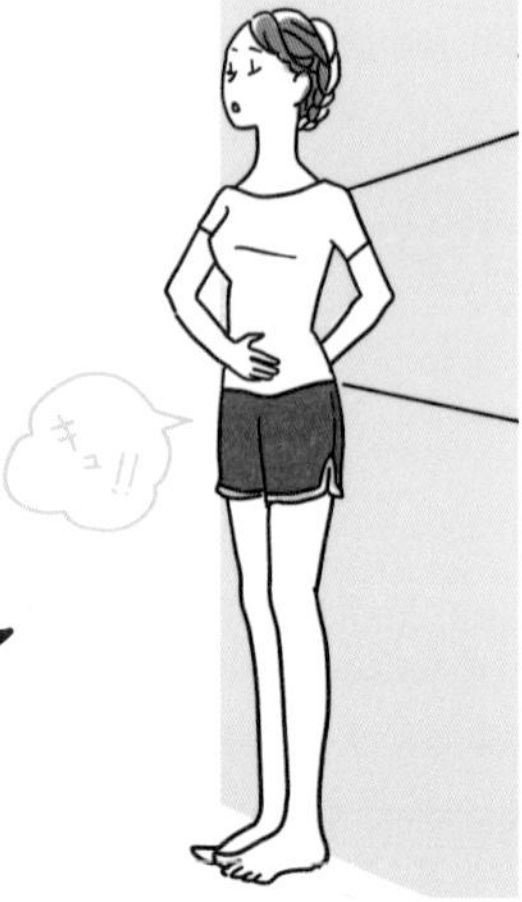

どんどん衰えていく骨盤底筋

骨盤内の臓器を支える力が衰えると、排尿トラブルのほか、子宮を支えることができなくなり子宮下垂や子宮脱（→P.82）といった症状の原因にもなる。

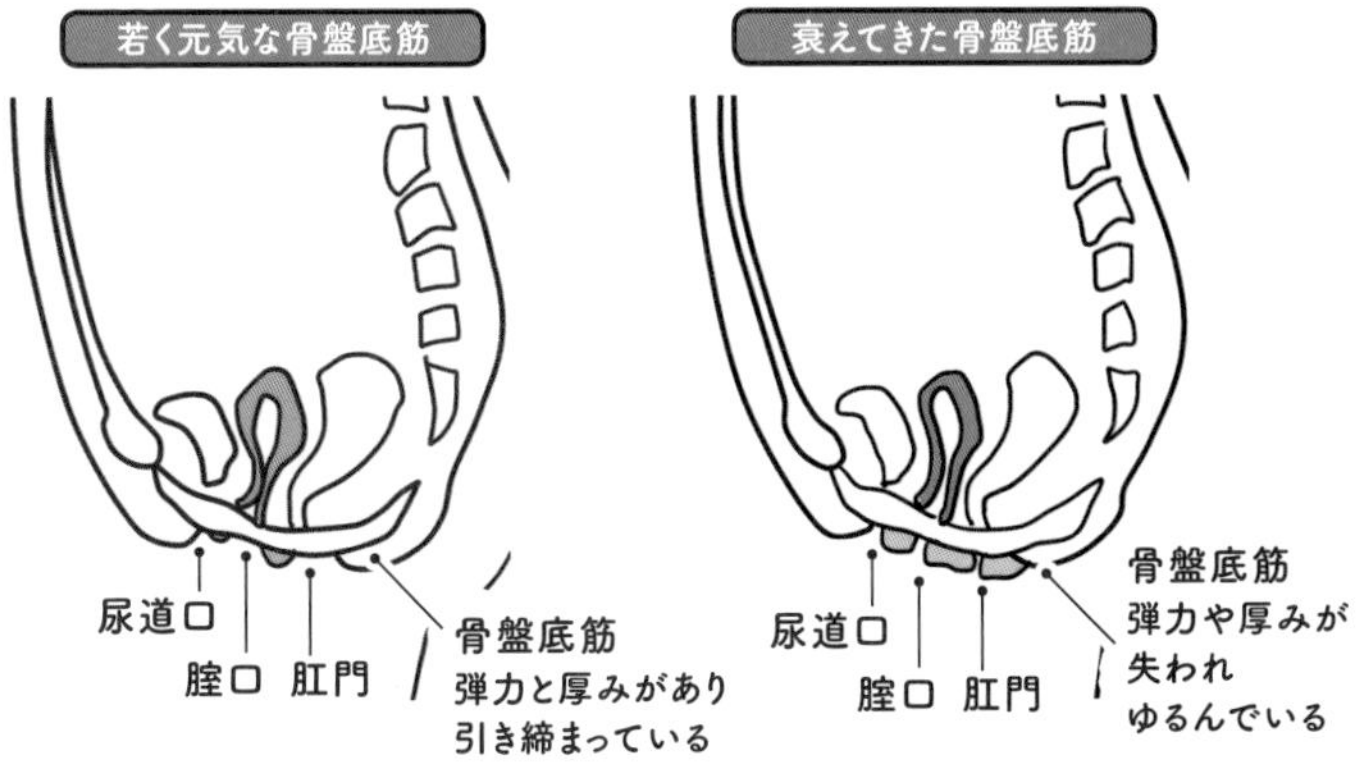

は出産ですが、そのほかにも骨盤底筋が弱る原因が日常生活の中にひそんでいます。便秘で長時間いきむ、草むしりなどのしゃがみ姿勢、きついガードルによる圧迫、花粉症や喘息のくしゃみや咳。このような**過度に腹圧をかける習慣があると骨盤底筋に負担がかかり、早く衰えていく**のです。

骨盤底筋の衰えによる最も代表的な症状は、尿もれや頻尿などの尿トラブル。膀胱に尿がたまると、膀胱が収縮して尿を押し出し、尿道を締めたりゆるめたりする尿道括約筋《かつやくきん》が尿道口をゆるめて尿が出ますが、尿道を支える骨盤底筋が弱ると、尿もれが起こります。日ごろから骨盤底筋を意識しておくと、歳を重ねても衰え知らず。若々しさを保つことができます。

病気のサイン

更年期症状

閉経前後に訪れる〝更年期〟の体の悩み

女性ホルモンのエストロゲンが急激に減少する

月経が終わるのが閉経で、日本人女性の閉経年齢の平均は50歳。その閉経前後の更年期といわれる45～55歳くらいになると、卵巣機能の衰えから女性ホルモンであるエストロゲンの分泌が急激に減少します。脳は卵巣に対して排卵を催促するホルモンを出しますが、**衰えている卵巣は刺激されても十分にエストロゲンを分泌できず、ホルモンのバランスがくずれて心身に不調があらわれる**のです。

更年期っていったい何？

一般的に、閉経を挟んだ前後5年を合わせた約10年間のことを更年期という。更年期特有の不快な症状のある・なしにかかわらず、女性なら誰でも訪れるライフステージのひとつ。

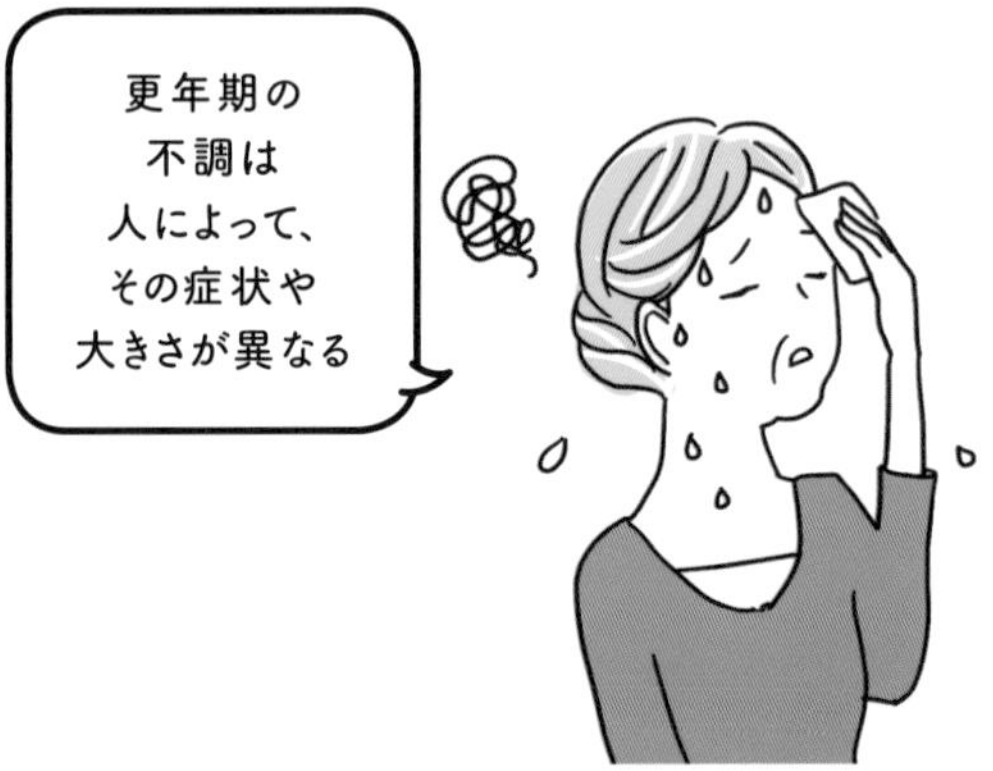

閉経前後に感じる不調

閉経が近づくと、卵巣から分泌される女性ホルモンは減少する。それに伴って、体の機能にさまざまな不調があらわれる。

主な不調の症状

- のぼせ、ほてり、多汗
- 頭痛、腹痛
- 肩や首のこり、背中や腰の痛み
- 手指のこわばり、痛み
- めまい、立ちくらみ、ふらつき
- 肌の乾燥、かゆみ
- 不眠、寝つきの悪さ
- デリケートゾーンの乾燥、かゆみ
- イラつき、落ち込み、抑うつ感
- 倦怠感、疲れやすい　など

更年期に起こる心身のさまざまな不調は、更年期障害と呼ばれます。よくあるのが、ほてりやのぼせ、冷え、発汗、肩こりなどで、それらがいつ、どのくらいの期間起こるのか、どのくらいの強さで起こるのかは人それぞれ。まずは月経不順から始まることが多く、月経の周期や経血の量が今までと変わってきたと思ったら、ホットフラッシュと呼ばれる、ほてりやのぼせ、発汗などの症状が起こり、不眠や不安感などもあらわれてくることが多いです。

はじめはさまざまな不快な症状に悩まされますが、やがてはホルモンの状況に体が慣れ、更年期障害も落ち着きます。人生の大きな節目と考えて、生活を見直したり、ゆっくり休んで健康への意識を高めるとよいでしょう。

正解もお手本もない！閉経のリアル

閉経のプロセス、症状は人によって異なる

閉経は多くの場合、50歳前後にやってきますが、40歳未満で無月経の状態が1年以上続く早期閉経に至る場合もあれば、閉経前に何らかの病気の治療で卵巣摘出をして人工的に閉経する場合もあります。

閉経前後にあらわれる**更年期障害と呼ばれる心身の不調は、すべての人に起こるわけではありません**。不調があっても社会生活に支障がない程度の人もいます。その人の置かれ

個性豊かな閉経と更年期の訪れ

閉経には、「何歳になったら訪れるもの」「こんな症状があらわれる」といった特徴に決まりや正解はなく、人それぞれ違っていて当たり前。性格、体質、環境、体力、女性ホルモンの感受性、ストレスへの耐性などによって、さまざまな閉経や更年期を迎える。

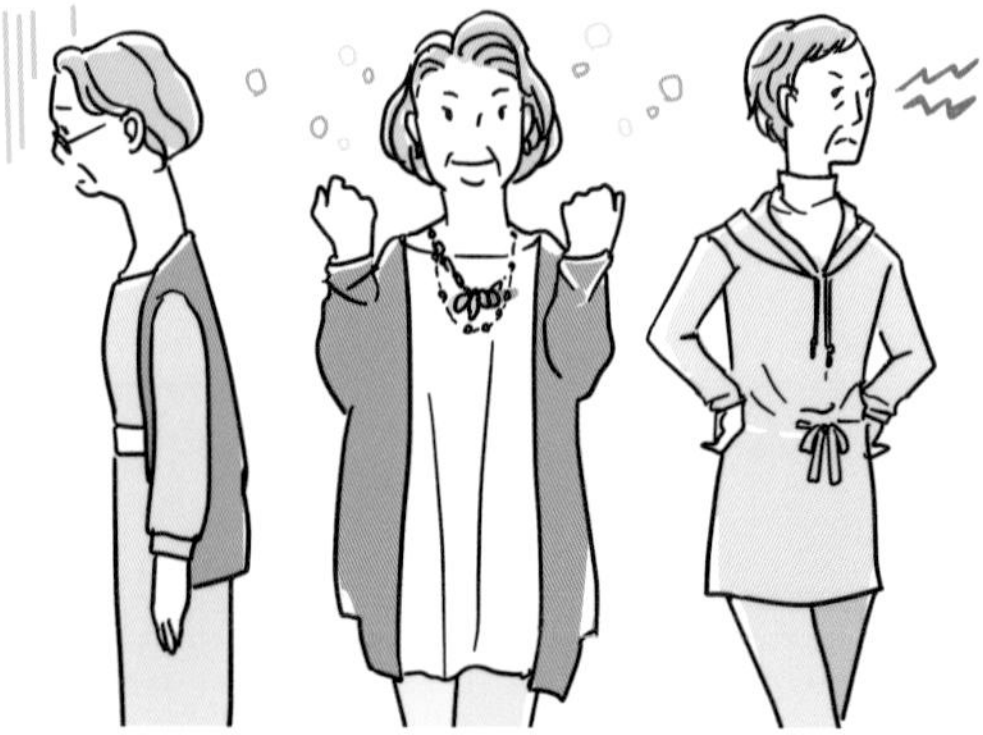

更年期の過ごし方

規則正しい生活や、十分な睡眠をとることはもちろん、次のようなことも意識して過ごそう。

過ごし方 1 **食事を整える**

炭水化物や塩分、コレステロールの多い食事をとりすぎず、骨や歯、筋肉の生成を助けるカルシウムやビタミンD、タンパク質などを含む食材を積極的にとる。

過ごし方 2 **適度な運動をする**

女性ホルモンの減少によって、肥満や生活習慣病、骨粗しょう症などの症状があらわれる。これらを予防するために、毎日体を動かすことが大切。

過ごし方 3 **ストレス解消法を持つ**

子どもの成長などにより、家庭環境や経済面などの変化があらわれ、ストレスがたまりやすくなる。運動、おでかけ、映画や舞台の鑑賞など、気持ちが安らぐ趣味を充実させる。

た環境や体質、ストレス耐性、女性ホルモンに対する体の対応力など、さまざまな要因によって違い、出産の有無も関係がありません。ですから、更年期障害の有無も個性のひとつといってもいいかもしれません。

最近、女性誌などで「プレ更年期」という言葉をよく見かけるようになりましたが、医療現場ではそのような概念はありません。**30代で不調があらわれた場合はストレスや、ほかの病気を疑ったほうがよい**でしょう。

心身の不調の有無にかかわらず、閉経は女性にとって大きな節目。この先の人生を健康で楽しく過ごすためにも、健康診断や人間ドックを受けてはいかがでしょうか。自分の体の状態を知っておくいいチャンスだと思いましょう。

病気のサイン

女性ホルモンの変化

エストロゲンの減少が健康と美容に影響する

骨・心臓・血管系の病気にかかるリスクが増大

女性ホルモンのひとつ、エストロゲンを卵巣から分泌する量が急激に減少するのが更年期。エストロゲンは卵胞を育て、妊娠に備えて子宮内膜を厚くすることが大きな働きのひとつですが、ふっくらとした女性らしい体を作ったり、肌や髪に潤いやツヤを保たせたり、骨を丈夫にしたり、血管や心臓を元気にしたりといったように、健康面全般に必要不可欠な働きをしています。

エストロゲンは“女性らしさ”の源

丸みのある体つき、潤いやツヤのある肌や髪、若々しくハリのある声……。こうした女性らしさは、エストロゲンの働きによって保たれている。

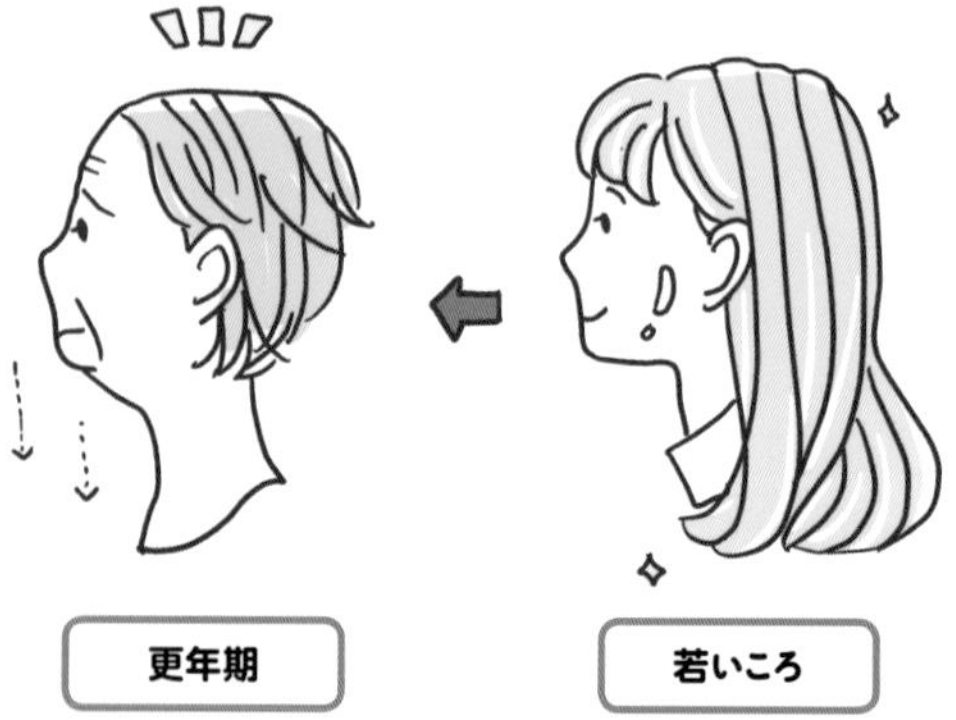

エストロゲンの減少による病気のリスク

エストロゲンの減少は、皮膚や骨、血管系の疾患の原因となるほか、ホルモン分泌の乱れによって自律神経の働きにも影響を及ぼす。

かかりやすくなる病気

○ 骨粗しょう症	更年期以降、骨密度が一気に低下し、骨がもろくなる。少し転んだだけで骨折するリスクが急増する。
○ 脂質異常症	女性ホルモンの減少にともなって、血液中に含まれるコレステロール値が高くなり、血管がかたくなるため、血栓ができ、もろく弱い血管となる。
○ 自律神経失調症	自律神経の働きによる体温調節がうまくいかず、のぼせ、ほてり、多汗といった症状や、動悸や息切れ、めまいなどがあらわれたりする。

なかでも女性ホルモンと密接な関係にあるのが骨。骨の代謝には女性ホルモンが深く関わっていて、骨量を維持しています。ところが**閉経で女性ホルモンが減ると、骨の形成とカルシウムの吸収のバランスがくずれ、急に骨がもろくなります。これが骨粗しょう症です**。そのため、ちょっと転んだだけで骨折して寝たきりの状態になったり、腰が曲がったりといったことが起こります。

また、エストロゲンの減少によってコレステロール値が上昇したり、血管の弾力性が低下したりすると、脂質異常症や高血圧になりやすくなります。そのため動脈硬化が進行し、狭心症、心筋梗塞などの原因に。それらの病気は、エストロゲンが減少する更年期からじわじわと進んでいることが多いのです。

40代以降はかかりやすい病気も変化する

何歳になっても「女性検診」を

定期的に検診を受けることが、自分で自分を守る最も簡単な手段。「検診」は、病気をいち早く発見し、早期治療・回復につなげるために必要不可欠なもの。できれば年に1回は受けたい。

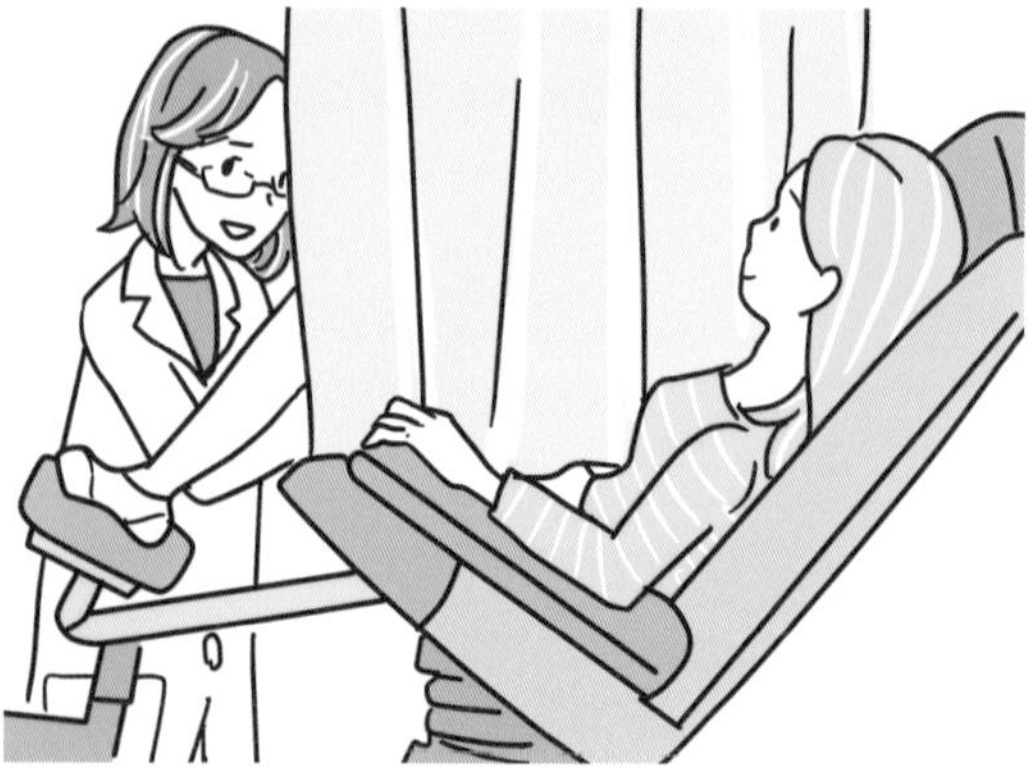

女性ホルモンが低下した体は病気に弱くなる

女性ホルモンのエストロゲンは卵巣以外にも骨や血管などに影響を及ぼしています（→P.60）。閉経までは、女性の体の臓器や組織の多くがエストロゲンで守られていますが、閉経後にエストロゲンが減少することで、その恩恵が受けられなくなってしまいます。

エストロゲンをはじめとする女性ホルモンに守られなくなった体は、さまざまな不具合を起こしやすくなります。婦人科系の病気だ

40代以降に注意すべき病気

**閉経前から更年期以降にかけて、
どんな病気にかかりやすくなるのかチェック！**

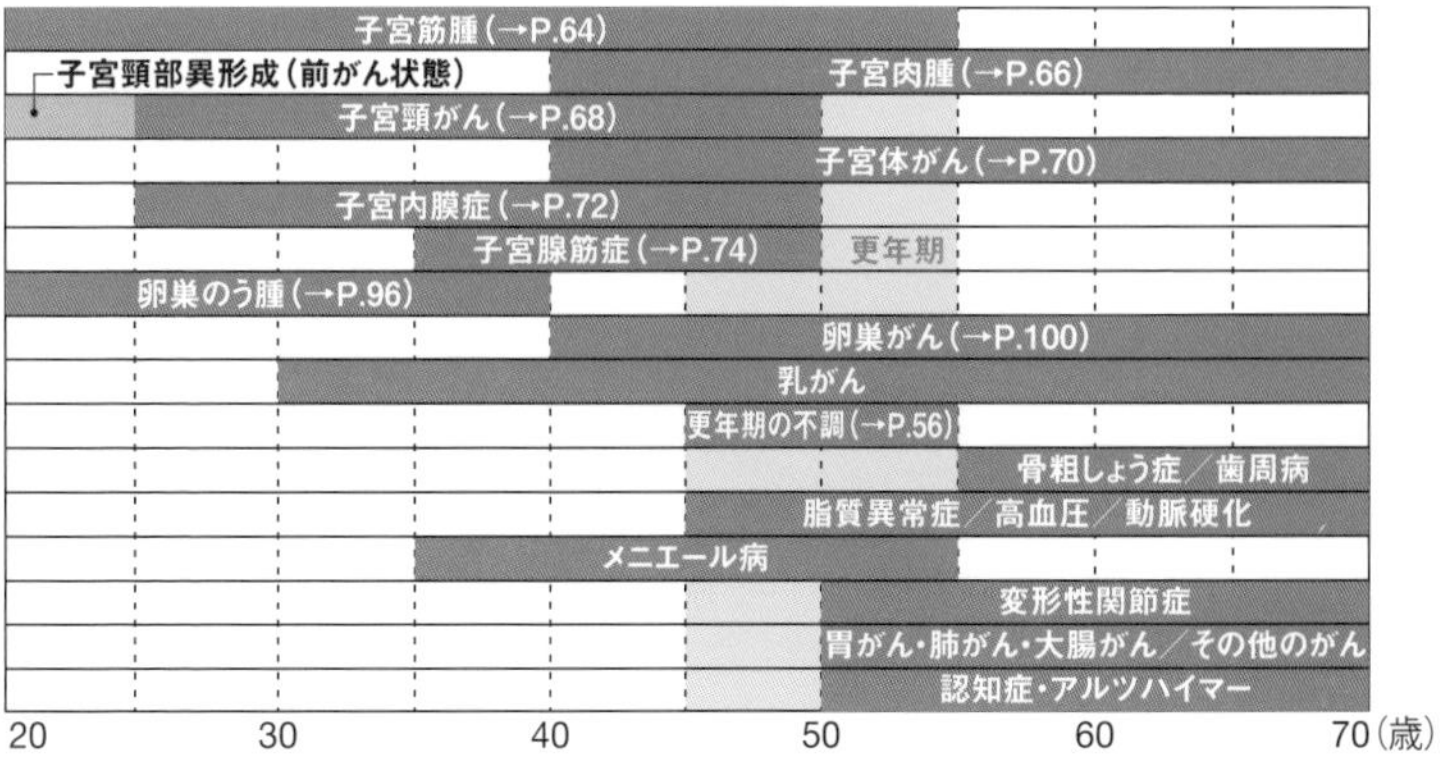

けでなく、高血圧や糖尿病などの生活習慣病、体質的に弱い部分、遺伝的に弱い部分にもあらわれます。

そのため、**骨粗しょう症や狭心症、心筋梗塞などのほか、歯周病や目の病気、各種がん、認知症などにも注意が必要**です。疲れたらゆっくり休む、体の不調をほうっておかない、年に一度は健康診断を受けるなど、健康管理をしっかりと行いましょう。

更年期以降から高齢期は、心身ともに幸せな生活を送るために、老化を前向きに考えることが大切。何ごとも「年だから」とあきらめるのではなく、体に支障があれば病院で治療する、食生活に気を配る、趣味を楽しむ、適度な運動を取り入れるなど、積極的に健康を保つ努力をしていきましょう。

子《し》宮《きゅう》筋《きん》腫《しゅ》

○子宮の筋肉にできる良性腫瘍

主な症状

経血量が多い、月経期間が長い、不正出血、月経痛、貧血、下腹部のふくらみ・しこり、便秘、頻尿、おりものの異常、流産、不妊など

まったく症状があらわれないという人も多い。

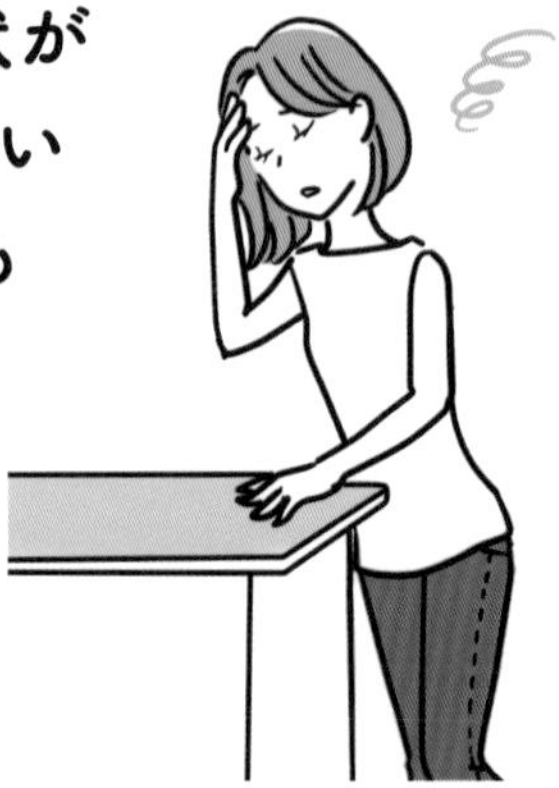

40歳以上の女性の4人に1人が持っている

子宮筋腫は、子宮の筋肉の一部にかたいこぶのような腫瘍ができる、女性の病気の中で最も一般的な病気です。ほとんどは良性の腫瘍で、小さなものだと米粒ほど、大きなものだと人の頭くらいになるものも。**小さいと自覚症状がないため、気付かずに過ごしている人も多く**、40歳以上の女性では4人に1人が筋腫を持っているとされています。

初潮前や閉経後の女性に筋腫ができること

補充注文カー

帖合・書店印

注文	部	月	日

定価 本体1320円（税別）

著者 宋美玄／監修

【読む常備薬】図解ただしく知っておきたい子宮と女性ホルモン

発行 河出書房新社

ISBN978-4-309-29168-0
C0047 ¥1320E

9784309291680

販売調査

【読む常備

図解ただしく知って

子宮と女性ホルモ

このカードは、河出書房新社営

売上カード係宛に定期的にお送り

さい。

貴店の販売実績として、今後の配本

等に活用いたします。

BBBN4-309-29168-6 C0047

子宮筋腫の種類

腫瘍ができた場所によって3種類に分類される。さらに、2つ以上が同時に発生している場合は「多発性筋腫」という。

○ 漿膜《しょうまく》下筋腫

子宮の表面を覆う漿膜の下にできる。子宮の外側に向かって大きくなり、さわってしこりがわかるくらいになっても症状はほとんど出ない。

○ 粘膜下筋腫

子宮内膜のすぐ下にでき、子宮の内側に向かって大きくなる。小さいものでも経血量がとても多くなるなど、症状が出やすいのが特徴。

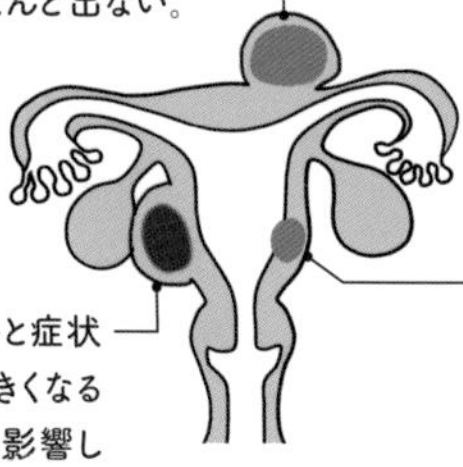

○ 筋層内筋腫

子宮の筋肉の中にでき、小さいと症状がないため、気付かないまま大きくなることもある。大きくなると内膜に影響して子宮の収縮を妨げ、過多月経を引き起こす。

はなく、最も多いのは30代〜40代。卵巣から分泌されるエストロゲンが関係していることがわかっています。閉経後はエストロゲンの分泌が減少して筋腫は小さくなりますが、この時期の女性に更年期障害の治療としてエストロゲンを含むホルモン補充療法を行うと、筋腫が大きくなることもあります。

　筋腫ができた場所により、「筋層内筋腫」「漿《しょう》膜《まく》下筋腫」「粘膜下筋腫」に分けられ、さらにそれらが同時にできる「多発性筋腫」もあります。筋腫があるとわかっても、症状がない場合や軽い場合で日常生活が支障なく送れるようなら、定期的な経過観察となります。

　ただし、筋腫が大きくなったり、症状が強くなったりした場合は治療が必要なので、放置しないでください。

症状でチェック

子宮の病気②

子《し》宮《きゅう》肉《にく》腫《しゅ》

○子宮筋腫とよく似た〝悪性〟の腫瘍

主な症状

子宮筋腫と似た症状があらわれる→P.64

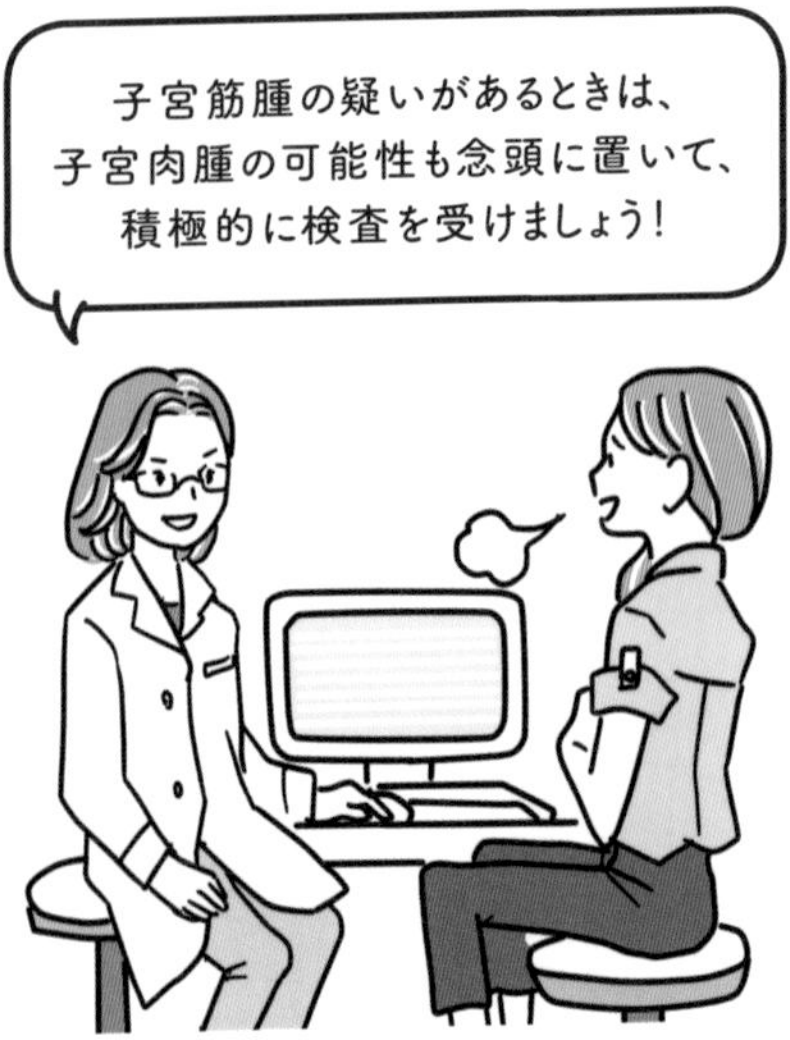

発生頻度が非常に低いが、早期の発見が難しい

40代～60代の女性にみられる、子宮体部に発生する悪性腫瘍が子宮肉腫です。子宮体部にできる悪性腫瘍のうち8％（2004年統計）とまれで、子宮体がんが子宮内膜腺からできるのに対し、子宮肉腫は子宮内膜腺以外の組織からできるため、子宮体がんとはまったく異なる病気です。

子宮肉腫は発生する組織によって大きく3つに分類されます。最も多いのは「がん肉腫」。

子宮肉腫の種類

腫瘍化する細胞の種類によって3種類に分類され、比較的に多いものから、がん肉腫、平滑筋肉腫、内膜間質肉腫がある。腺肉腫というものもあるが、発症はかなりめずらしい。

○ 子宮がん肉腫

子宮内腔に向かって腫瘍ができ、60歳以降に多いとされる。比較的早期に不正出血を起こし、子宮内膜の検査で悪性の診断が得られることもある。

○ 子宮平滑筋《へいかつきん》肉腫

子宮体部の子宮筋層にできる腫瘍。50 ～ 55歳に多いとされる。子宮筋腫を切除したあとの病理検査で肉腫であることが判明することも多い。

○ 子宮内膜間質肉腫

子宮体部の子宮内膜にできる腫瘍。さらに40代に多い低異型度内膜間質肉腫と、閉経後に多い高異型度子宮内膜間質肉腫に分類される。

続いて「子宮平滑筋《へいかつきん》肉腫」「子宮内膜間質肉腫」があります。腫瘍細胞が発生した場所や組織の状態などから分けられていて、それぞれ病気の経過や進行期分類、治療方法にも違いがあります。

ほかの悪性腫瘍と同じように何らかの遺伝子異変によって引き起こされる病気ですが、発生頻度がまれなため、標準的な治療法は確立されていません。**月経過多や月経異常、閉経したあとや月経の周期とは関係のない不正出血がある場合は早めに受診**して、早期発見、早期治療をすることが大切です。

また、子宮肉腫と子宮筋腫の判別が難しいため、特に子宮筋腫があり、閉経後に腫瘍が大きくなっている場合は注意が必要です。定期的な検診を心がけましょう。

症状でチェック

子宮の病気③

子宮の入り口近くにできるがん
子《し》宮《きゅう》頸《けい》がん

主な症状

不正出血、性交時または性交後の出血、
下腹部の痛み、腰痛、おりものの異常、
血尿や血便など

早期では、ほとんど自覚症状があらわれない。

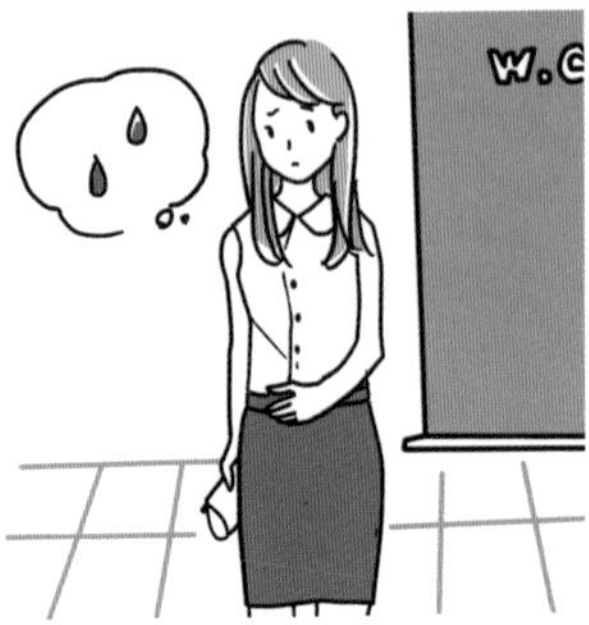

セックスによるウイルス感染が原因

子宮頸がんは子宮の入り口である子宮頸部にできるがんで、初期には自覚症状がありませんが、検診を受けていれば早期でも発見される確率が高くなります。

主に、ヒトパピローマウイルス（ＨＰＶ）、特に16型、18型に感染することが原因。これはセックスによって感染し、ペニスの挿入がなくても、またコンドームをつけていても感染することがあります。感染しても**たいていの**

子宮頸がんができる場所

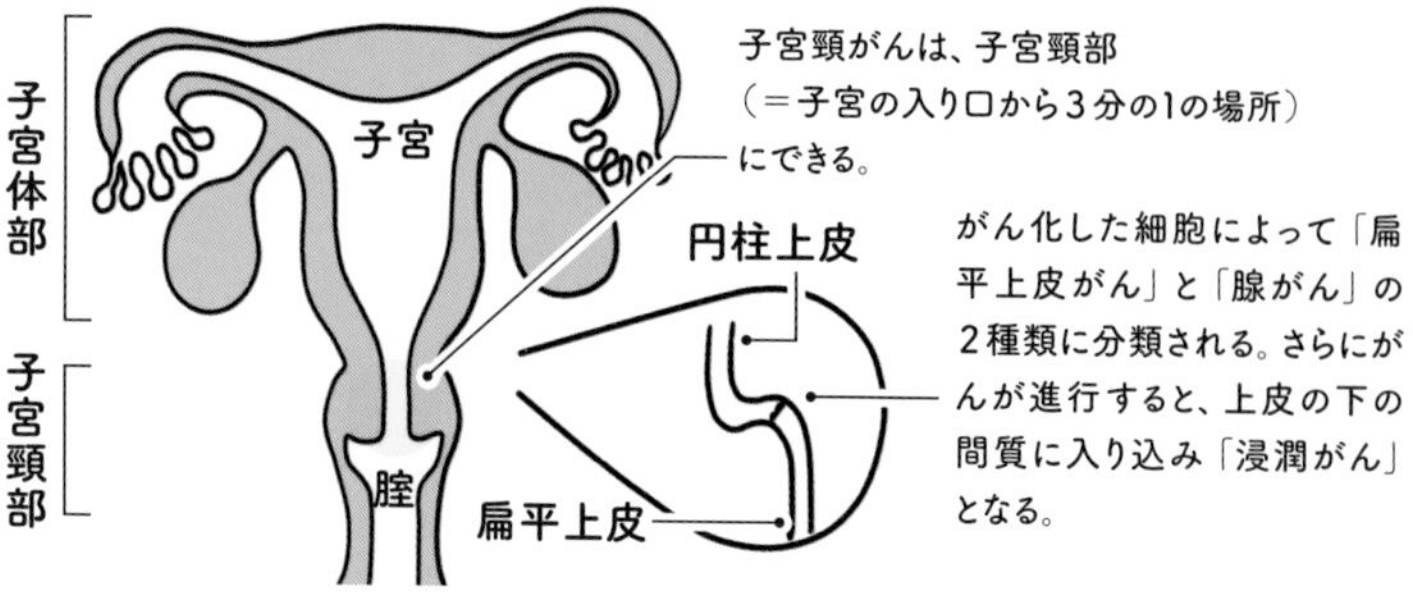

子宮頸部異形成とは?

がんになる前の状態のことで、この状態を経てがんに進行する。この段階での発見で比較的簡単に治療することが可能となる。

場合は免疫によりウイルスが自然に排除されますが、排除されずに感染したままの状態が続くとがんになることがあるのです。

　がんになる前には「子宮頸部異形成」という前がん状態になります。子宮頸部の表面は膣に近い部分が扁平上皮、体部に近い部分は腺上皮という上皮細胞で覆われていて、この2種類の上皮細胞の境界は、炎症やホルモンの作用でくずれたり移動したりします。このときに発がん因子が作用して、細胞に異常が起こるのが「異形成」。検診ではこの状態でも見つけることができます。

　また、HPV感染を予防するため、自治体によっては小学6年生から高校1年生の女子を対象とした定期ワクチン接種が行われ、45歳くらいまで推奨されています。

症状でチェック

子宮の病気④

子宮《し》宮《きゅう》体《たい》がん

○子宮体部の内膜に発生する

主な症状

不正出血、おりものの異常、下腹部の痛み、性交痛、腰痛、腹部膨満感、発熱など

最も多い自覚症状は出血。特に閉経後の出血は要注意！

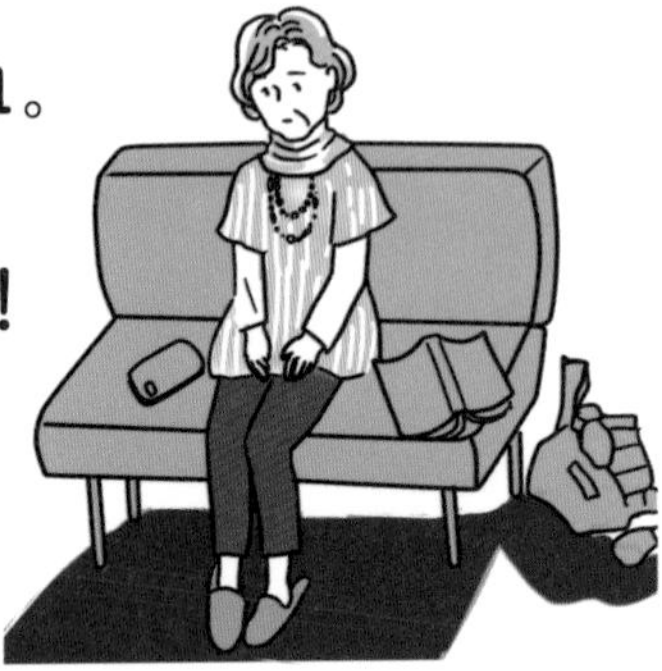

閉経前後は要注意！子宮内膜の増殖で発がんする

子宮体がんは、子宮体部の内側を覆う内膜に発生します。欧米では婦人科で最も多いがんです。日本では子宮頸がんほど多くありませんでしたが、現在は多くなってきています。

子宮内膜は、女性の月経周期にしたがって厚くなり、排卵が起こっても妊娠しなければ月経となってはがれ落ちます。月経が規則正しく繰り返されていれば、内膜にがん化が起きても月経とともに体外に流れ出てしまうの

子宮頸がんとの違い

がんができる場所だけでなく、原因から多発する年齢、なりやすい人の特徴、検診や治療法まで、まったく異なる。

	子宮頸がん	子宮体がん
原因	ヒトパピローマウイルス（HPV）	子宮内膜の異常
自覚症状	初期は自覚なし	不正出血
年齢	20代後半〜40代	50代〜60代
なりやすい人	妊娠・出産回数が多い セックス経験がある 喫煙歴がある	妊娠や出産の経験がない更年期以降の年齢 月経不順や排卵障害がある
前がん状態	子宮頸部異形成	子宮内膜増殖症
がん検診	20歳以上の女性を対象に各市町村で実施している	無症状の人に対しては、検診は有効ではない

で、がんになることはありません。ところが閉経が近くなったり、月経不順で卵巣の働きが悪くなったりすると、正常な排卵が起こらなくなり、月経もきちんとこなくなります。すると子宮内膜が増殖を続け、子宮内膜増殖症となり、それが子宮体がんへ進行することがあります。

子宮内膜増殖症から体がんへ進行するのは40代〜50代に多くみられますが、排卵やホルモンの状態とは無関係に起こる体がんも60歳以上でよくみられます。どちらも**比較的初期の段階から不正出血などの症状がみられるので、少量の不正出血でも放置せず、婦人科を受診すること**が大切です。若いときの月経不順もそのままにせず、できるだけ受診しておきましょう。

症状でチェック

子宮の病気

⑤

子《し》宮《きゅう》内《ない》膜《まく》症《しょう》

○子宮以外の場所から出血が起きる

主な症状

月経痛、下腹部痛、腰痛、性交痛、排便痛、不正出血、経血量が多い、月経期間が長い、貧血、下痢、便秘、不妊など

代表的な症状は痛みと不妊！出産を望む場合、早期の治療が肝心。

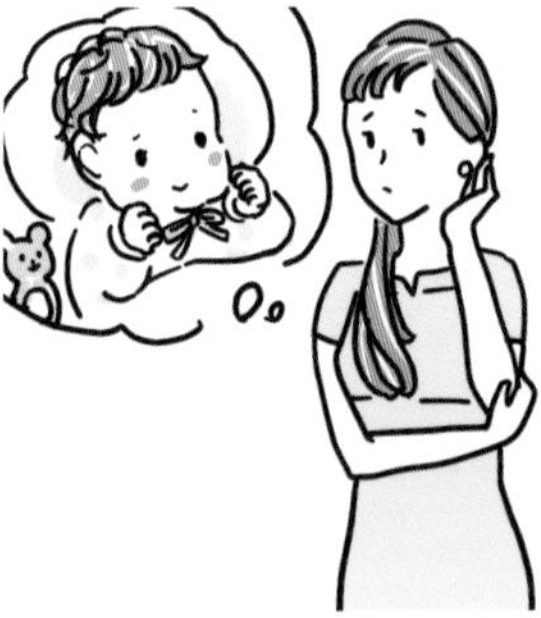

子宮内膜に類似する組織が内膜以外の場所で増殖

子宮の最も内側を覆っている内膜と似た組織が、子宮内膜以外の場所にできてしまう病気です。内膜は女性の月経周期にしたがって厚くなり、妊娠しない場合は、はがれた内膜とその際に出血した血液が一緒に体外に出てきます（月経）。ところが内膜とは別の場所にできた内膜に似た組織は、月経のように腟から体の外に排出できないため、炎症や癒着を起こしてしまうのです。

子宮内膜症が発生しやすい場所

特に腹膜、卵巣、ダグラス窩《か》に発生しやすく、複数の場所に同時にできることもある。まれに肺やへそ、胃腸にもできるケースもあるが、骨盤外に発生した場合は「腹膜外子宮内膜症」として区別される。

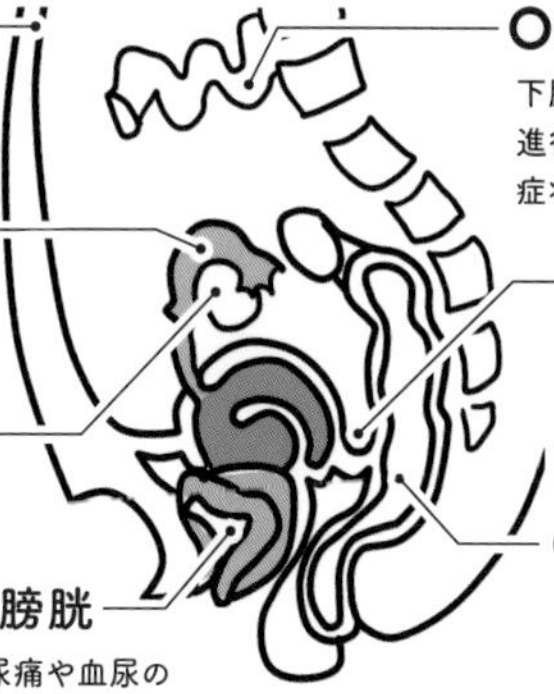

この病気の原因ははっきりわかっていませんが、月経を繰り返しながら進行します。よって、月経の回数が増えた現代の女性に増加中の病気なのです。**月経の回数が多い人ほど進行し、症状が重くなる可能性が高くなります。**妊娠・出産によって月経が止まると、発病や進行の可能性が低くなるため、出産回数の少ない現代人のほうが子宮内膜症になりやすいのです。

　子宮内膜症は不妊の検査で見つかることも多くあります。子宮や卵巣、卵管の周囲に癒着があり、卵子が卵管に入りにくくなるなどして妊娠に影響が出ることがあります。

　これから出産を考えている人で、強い月経痛などの症状がある人は、早めに検査を受けて積極的に治療をしておきましょう。

症状でチェック

子宮の病気⑥

子《し》宮《きゅう》腺《せん》筋《きん》症《しょう》

○子宮全体や子宮の一部がふくれあがる

主な症状

月経痛、経血量が多い、月経期間が長い、骨盤痛、貧血、不正出血など

かなり強い痛みを伴う月経痛が、月経後も数日間続くことがある。

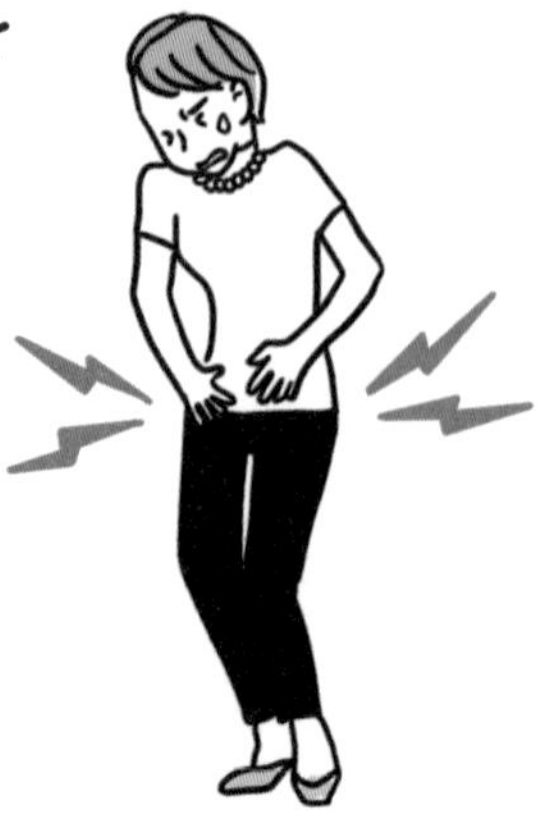

子宮内膜に類似する組織が子宮筋層内で増殖する

子宮の内側にある子宮内膜とよく似た組織が、子宮の筋層内で月経に合わせて増殖や出血を繰り返す病気です。子宮内膜症（↓P.72）は、子宮以外の場所に子宮内膜に似た組織ができてしまう病気ですが、この子宮腺筋症はそれが子宮筋の中にこぶ（腫瘍）を作ってかたくなり、そのこぶを中心に子宮がふくらんでいきます。**子宮内膜症と併せて起こることも多く、その症状は強い月経痛や経血過多など、**

子宮腺筋症ができた子宮

子宮内膜に似た組織が子宮筋層にもぐり込んで増殖や出血を繰り返す。病変部分はこぶのようにかたくなり、そこを中心に子宮内の壁が厚くなって子宮全体が大きくなる。子宮内膜症（→P.72）に似ているが、別の病気として扱われる。

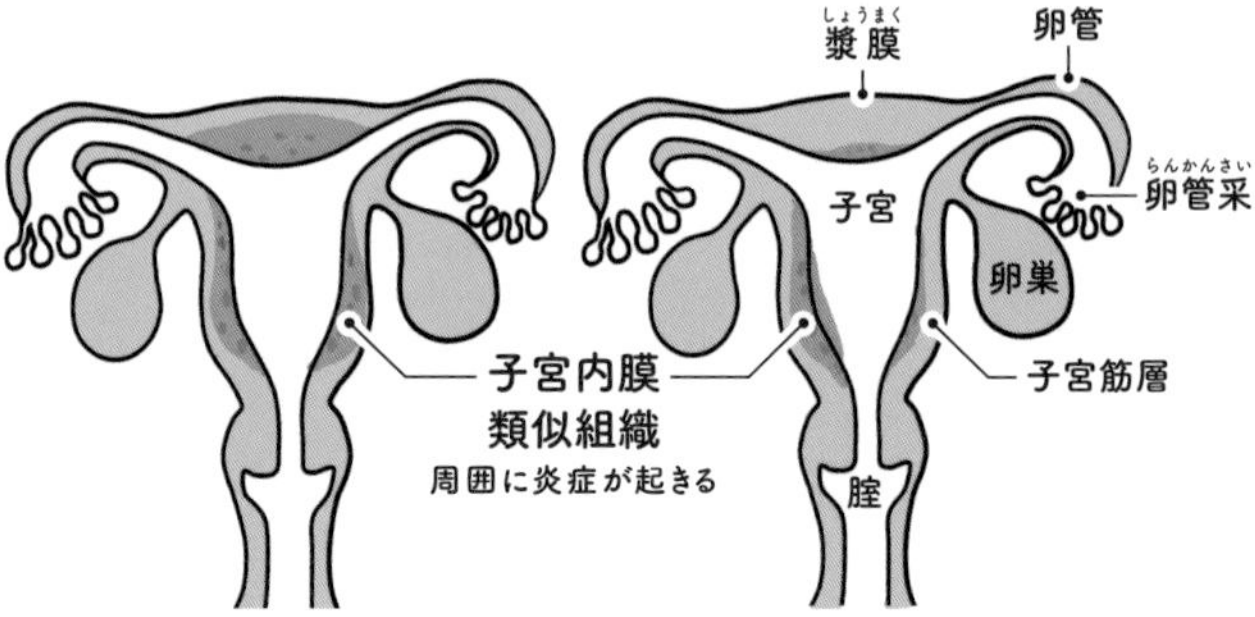

全体的に厚くなる　　片方が厚くなる

子宮筋腫とよく似ています。

子宮筋腫や子宮内膜症と同様に、女性ホルモンのバランスの影響を受けて悪化していくので、閉経後には病変が小さくなって痛みもなくなることがほとんど。女性ホルモンが低下すると病変が萎縮して小さくなり、痛みがなくなっていくのは子宮筋腫と同じです。ところがまだ若く、閉経までに年月がある人は、ホルモン治療で進行を抑えたり、症状を改善したりするほか、手術でかたいこぶになった部分を取り除いたり、子宮を全摘出することもあります。

妊娠を考えている女性は、早めの治療が必要です。閉経するまで根気よく治療する病気なので、少しでも楽に生活できるように主治医と相談しましょう。

症状でチェック

子宮の病気⑦

○子宮頸管にできる良性の腫瘍
子《し》宮《きゅう》頸《けい》管《かん》ポリープ

主な症状

不正出血、おりものの異常、
スポーツや性交後の出血など

**痛みや違和感などはほとんどないが、
ポリープはやわらかいため、
運動などの刺激で出血しやすい。**

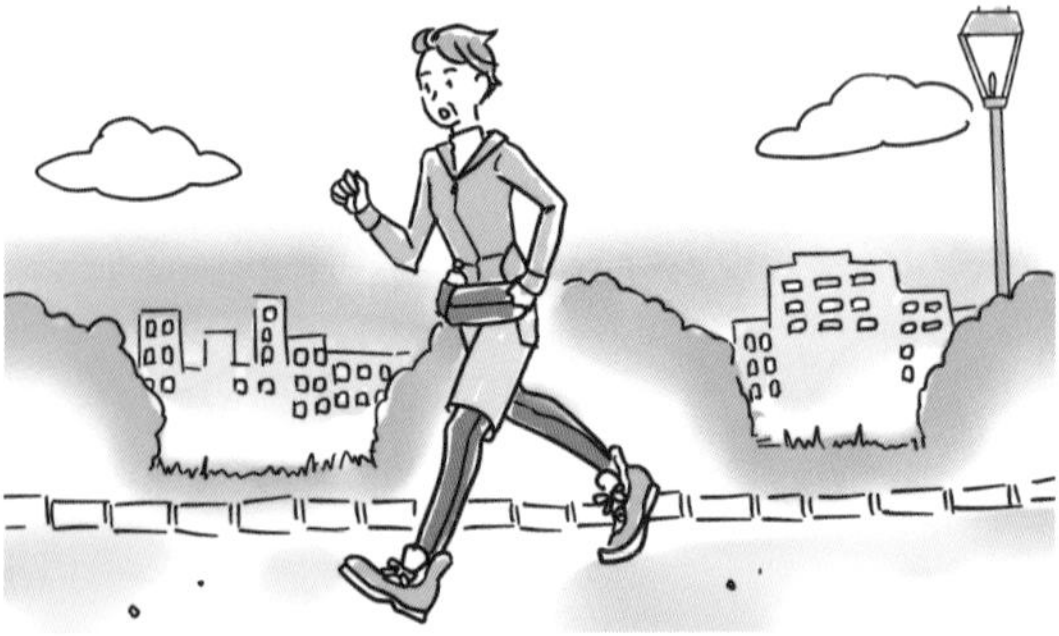

30代〜40代の出産回数の多い人は注意

子宮頸管の粘膜の一部が増殖して腫瘍（ポリープ）ができる病気です。茎を持った突起となって子宮口から垂れ下がってくるので検診で見つかることも多くあります。突起は数㎜のものから親指大のものまであり、できる個数も1個から数個といろいろです。

原因は明らかになっていませんが、細菌感染などによる炎症や、出産による物理的な刺激、女性ホルモンなどがポリープ発生に関係

子宮頸管ポリープができる場所

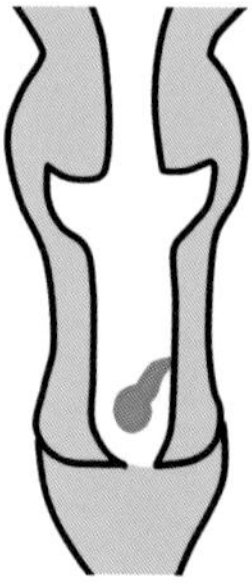

特徴

子宮頸部の脂肪が増殖して、茎を持った突起となって子宮口から垂れ下がってくる。内診、腟鏡による検査でポリープの有無を確認できる。

治療で簡単に切除できる!

手術によってポリープの切除を行うが、ほとんどの場合、外来の処置室で短時間で切除できるため、日帰りでの処置が可能。

していると考えられています。

ポリープ自体はほとんどが良性でそれほど心配はなく、痛みや違和感はありません。ポリープの組織はやわらかくて弱く、傷つきやすいのでさわると簡単に出血します。そのためセックスや激しいスポーツのあとに出血したり、おりものが増えたりすることがあります。ある程度大きくなったものや不正出血などを繰り返す場合には、手術で茎の部分から切除します。

ごくまれに子宮頸がんなどの悪性腫瘍の場合があるので、切除したものは病理検査を行って診断します。妊娠中に見つかった場合は、妊娠週数やポリープの大きさなどから判断し、切除するかそのまま経過観察するかを決定します。

症状でチェック

子宮の病気⑧

○子宮に起こる炎症
子《し》宮《きゅう》頸《けい》管《かん》炎《えん》／子《し》宮《きゅう》内《ない》膜《まく》炎《えん》

主な症状

おりものの異常、不正出血、性交後の出血、下腹部の痛み、腰痛、発熱など

出産や流産、中絶のあとは、子宮内膜に傷があり、抵抗力が落ちていることがある。細菌に感染する危険性が高い。

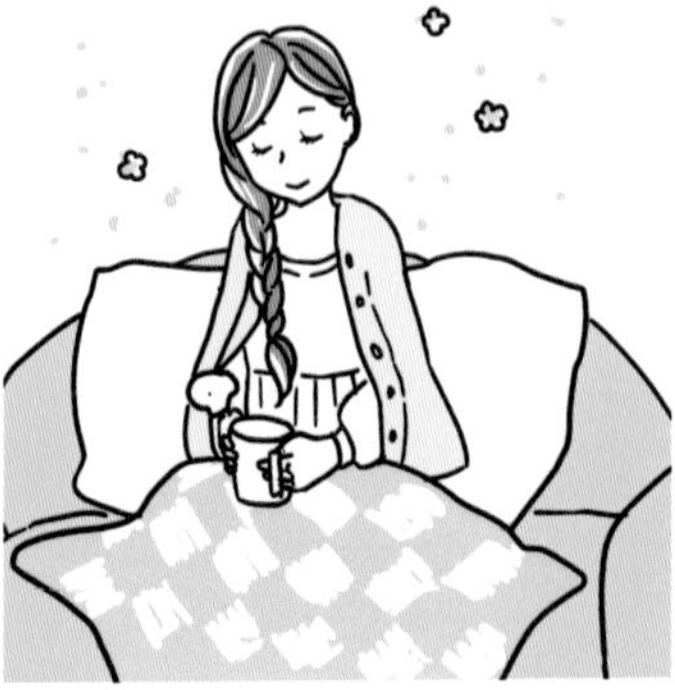

主に細菌による感染症が原因で発症する

子宮頸管炎、子宮内膜炎とも病原菌に感染して起きる病気で、子宮頸管に炎症が起きるのが子宮頸管炎、子宮内膜に炎症が起こるのが子宮内膜炎です。原因となる病原菌は大腸炎やブドウ球菌、クラミジア、淋菌など。クラミジアや淋菌の感染が原因の場合は自覚症状があまりないことが多く、慢性化すると不妊の原因になる場合もあります。また、子宮頸管炎になると子宮頸がんの原因であるヒトパピ

体を休めて、清潔に過ごすことを心がける

原因となったり、関連したりする病気の例

○ 性感染症 →P.80、108-111

○ 子宮筋層炎

子宮筋層に炎症が起きる。

○ 骨盤腹膜炎

骨盤内の臓器が炎症を起こし、その臓器を覆っている腹膜に炎症が起きる。

○ 卵管炎・卵巣炎

腟から細菌やウイルスが侵入し、卵管や卵巣に炎症が起きる。
卵管障害による不妊症となる場合がある。

ローマウイルス（HPV）に感染しやすくなるともいわれています。

腟炎から病原菌が子宮頸管や子宮内膜にのぼってきて炎症を起こすケースのほか、セックスによって感染するケースもあります。出産や流産、中絶したあとなどは内膜に傷があり、抵抗力が落ちていて病原菌に感染する危険性が高いため、特に注意が必要。体を休め、清潔を心がけましょう。

　おりものの増加や下腹部痛などの症状を放置して炎症が広がると、子宮筋層炎、卵管炎、卵巣炎を引き起こし、ひどくなると骨盤腹膜炎に進行することもあります。完全に治さないと慢性化することもあるので、症状が軽くなっても自己判断で治療をやめず、医師の指示に従って最後まで治療を続けましょう。

○細菌の種類によってさまざまな症状が出る
性《せい》感《かん》染《せん》症《しょう》（STD）

セックスによって、病原菌が体内に侵入することで発症

性行為によって感染する病気を総称して性感染症といい、英語のSexually Transmitted Diseaseを略してSTDとも呼ばれます。病原菌はさまざまで、法律で「性感染症」と呼ばれている淋病、梅毒、そ径リンパ肉芽腫、軟性《なんせい》下疳《げかん》のほか、エイズ（HIV感染症）、性器クラミジア感染症、性器ヘルペス、尖圭《せんけい》コンジローマ、腟トリコモナス症などがあります。

短期間の服薬で治療できるものもあります

性感染症＝「性行為で感染する病気」の総称

性器や肛門、口腔などを介して、細菌やウイルスなどに感染することで発症する。感染源や治療法は病気の種類によって異なり、性行為の経験があれば誰もが感染する可能性がある。

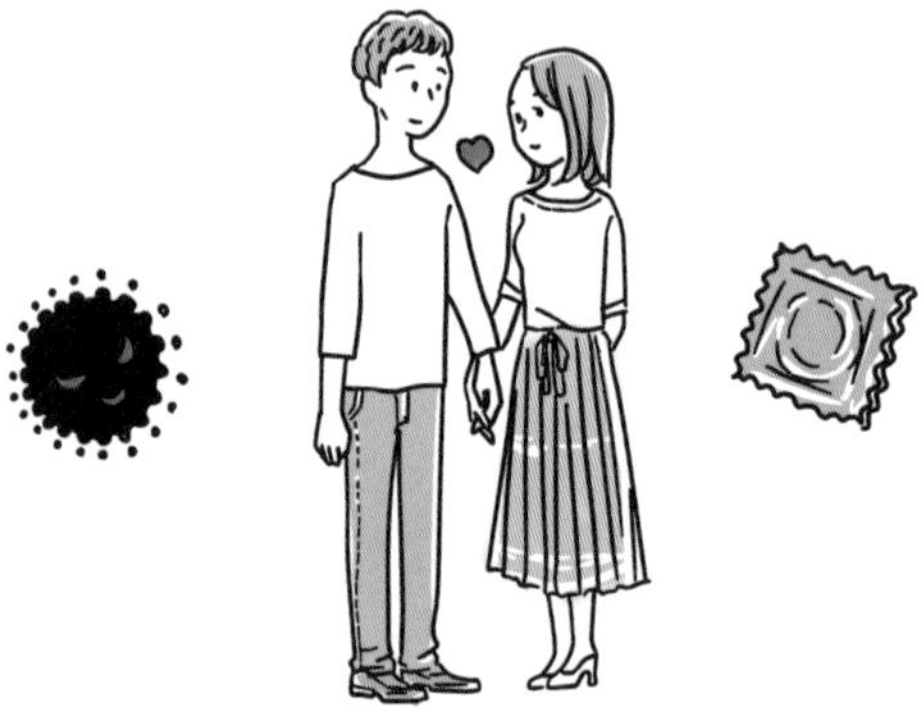

主な性感染症とその症状を確認しよう！

性器クラミジア感染症	クラミジア・トラコマチスに感染して起こる病気。自覚症状はほとんどない。癒着を起こして不妊や腹痛の原因になることもある。
淋病	淋菌の感染によって起こり、症状はないことも多いが、おりものの増加や外陰部のかゆみなどがある場合もある。
梅毒	梅毒トレポネーマという細菌が原因。放置すると徐々に進行して全身の臓器がおかされてしまう。
エイズ（HIV感染症）	HIV ウイルスの感染で起こり、およそ5～10年の長い潜伏期間を経て後天性免疫不全症候群（エイズ）を発症する。
性器ヘルペス	単純ヘルペスウイルスに感染して起こる。外陰部に米粒大の水泡ができ、それが破れて潰瘍になることも。
膣トリコモナス症	トリコモナス原虫が寄生して起こる病気。外陰部や膣が炎症を起こしてかゆくなり、悪臭のする泡状の黄色いおりものが増加する。

が、**ほかの感染症にかかりやすくなったり、手術が必要になったり、不妊の原因になるものもある**ので、注意が必要。感染してもすぐに気が付かないことも少なく、原因となる病原菌によって潜伏期間が異なり、皮膚や唇、肛門、のどの発疹など性器以外の部分に症状があらわれるものもあります。

感染に気が付かずにいると、別の人に感染させてしまうことがあります。セックスなどの感染機会があり、その後おりものやかゆみ、発疹などいつもと違う症状がある場合はすぐに受診します。その際はパートナーも一緒に検査や治療を受けましょう。

また不特定多数の相手とのセックスを避け、コンドームを確実に使って、予防できるものは予防するという心がまえも大切です。

症状でチェック

子宮の病気⑩

子《し》宮《きゅう》下《か》垂《すい》／子《し》宮《きゅう》脱《だつ》

○子宮が膣のほうに下がってしまう

主な症状

おりものの異常、不正出血、性交後の出血、下腹部の痛み、腰痛、発熱など

太ももの間に何かが挟まったような不快感や、ボールの上に座っているような感覚がある。

日常的に立ち仕事や重い物を持つ仕事をしている人がなりやすい！

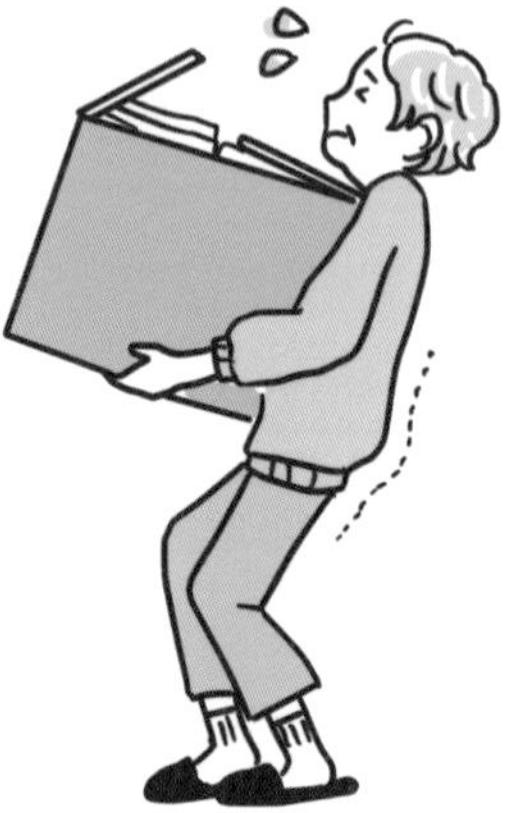

骨盤底筋群の筋肉の衰えによって起きる

　子宮が正常な位置から膣の中に少し下がった状態が「子宮下垂」、それが進行して子宮が膣の外にまで下がった状態が「子宮脱」です。子宮を支えている骨盤底筋群と呼ばれる筋肉や靭帯が伸びて弱まり、子宮を支えられなくなって起こる「骨盤臓器脱」のひとつです。

　妊娠や出産により、骨盤内にある筋肉や靭帯がゆるんで一時的に起こる場合や、加齢に伴って筋肉や靭帯が弱くなり、女性ホルモン

子宮の位置による分類

子宮下垂から子宮脱に進行し、子宮の位置によって、第1期、第2期、第3期に分類される。

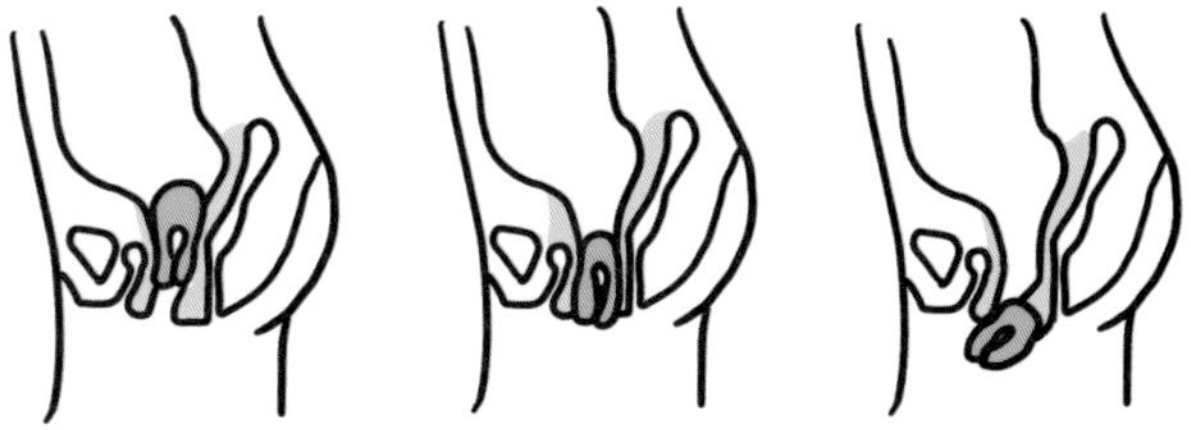

○ 第1期

子宮下垂の状態。子宮が腟の中に少し下がっている。症状はあまりみられない。

○ 第2期

不全子宮脱の状態。子宮の一部が腟の外に出てくるので、腟口からしこりのようなものに触れる。

○ 第3期

全子宮脱の状態。腟から子宮が全部出てきてしまう。膀胱や尿道・直腸なども一緒に下垂することがある。

であるエストロゲンが失われることで起こる場合があります。

子宮下垂の段階ではそれほど症状が出ませんが、進行して子宮の一部が腟の外に出てきた「不全子宮脱」の状態になると、腟口からしこりのようなものに触れるようになります。さらに**腟から子宮が完全に出た「全子宮脱」の状態になると、膀胱や尿道なども下垂している場合が多く、排尿や排便に支障が起こる場合があります。**子宮脱になると、太ももの間にものが挟まったような違和感や不快感があり、「ピンポン玉みたいなものが足に触れる」という表現をする人もいます。

治療は子宮の状態や年齢、生活状況により、自分でできる予防法、保存的治療や手術療法などから最良なものを選択します。

症状でチェック

月経
①

主な症状

下腹部の強い痛み、腰痛、腹部膨満感、頭痛、食欲不振、吐き気、むくみ、下痢、不眠、イラつき、疲労感、憂うつ感など

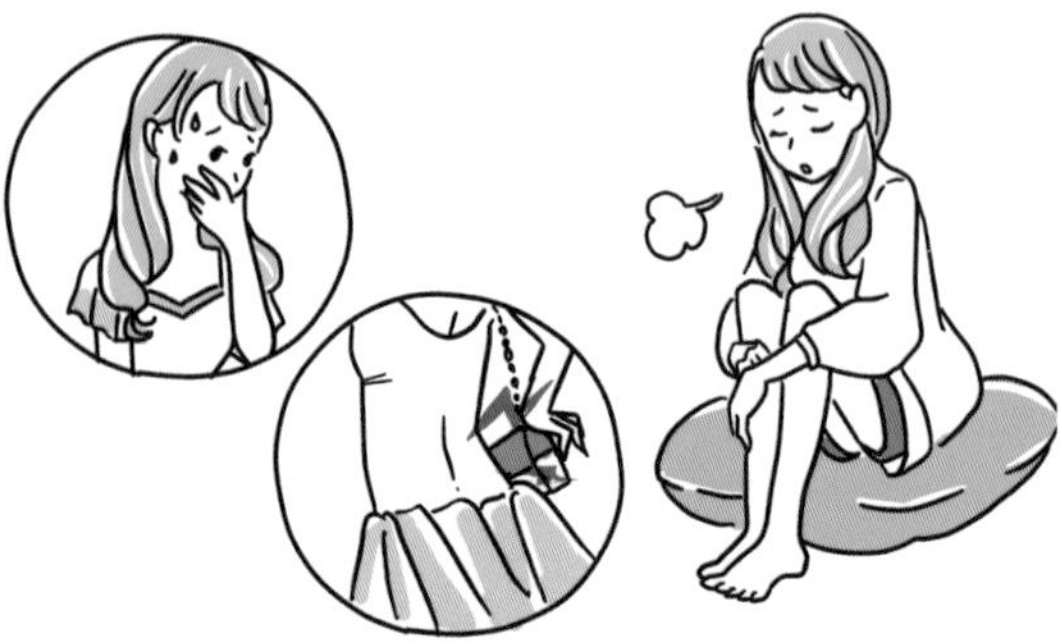

○月経によって日常生活に支障が生じる
月《げっ》経《けい》困《こん》難《なん》症《しょう》

数日間、鎮痛薬が必要なら子宮の病気を疑おう

月経中または月経直前から、強い下腹部痛や腰痛、腹部の膨満感、吐き気、頭痛のほか、イライラや憂うつなどさまざまな強い症状が出て日常生活に支障をきたすのが月経困難症です。特定の疾患のない「機能性月経困難症」と、疾患が原因となって起きる「器質性月経困難症」の2つに大きく分かれます。

月経困難症の多くは、特に子宮などに病気があるわけではなく、体質などによって症状

月経困難症の分類

体質によって症状が出る「機能性月経困難症」と子宮内膜症や子宮筋腫などの病気に起因して症状が出る「器質性月経困難症」の2つに分けられる。

機能性月経困難症	身体的な原因（病気）はないのに症状が起こるもの。子宮や卵巣が未成熟な思春期に多くみられるほか、プロスタグランジンが子宮を過剰に収縮させるために起こる。
器質性月経困難症	直接的な原因となる病気があって起こる。30歳以降の女性に多くみられ、月経4～5日前から痛みが始まり、月経後まで鈍い痛みが続くことがある。 ●**関連する子宮の病気** 子宮筋腫　→P.64　　子宮内膜症　→P.72 子宮腺筋症　→P.74　　卵巣のう腫　→P.96

が起きる「機能性月経困難症」です。**月経の初日や2日目ごろの出血が多いときに強い痛みがあります。**これは子宮を収縮させる働きがある生理活性物質プロスタグランジンの分泌量が多く、子宮平滑筋が過剰に収縮することや、月経血の通り道である子宮頸管が狭いことが原因とされています。さらに冷え性で血行が悪くなっていることや、ストレスなどの精神的なことも症状を悪化させる原因となります。

「器質性月経困難症」は子宮内膜症や子宮筋腫などの病気が原因となり、月経痛の痛みが急に強くなったり、だんだん痛みが増したりします。鎮痛剤を飲んでもおさまらず、数日飲み続けなければならない場合は、こちらを疑いましょう。

症状でチェック

月経②

○月経前にさまざまな不快症状が出る
月《げっ》経《けい》前《まえ》症《しょう》候《こう》群《ぐん》（PMS）

黄体ホルモンとエストロゲンの急激な増減が心身に影響

月経の1週間前くらいから、さまざまな不快症状があり、月経が始まると解消されたり症状が軽くなったりするのが月経前症候群です。月経前になると急激に増加する黄体ホルモン（プロゲステロン）とエストロゲンが原因で症状が起こるとされていますが、感情をコントロールする神経伝達物質のセロトニンの減少、カルシウムやビタミンB不足も関係するといわれています。さらに性格や生活環境などか

主な症状

心の症状

イラつき、抑うつ感、憂うつ感、
無気力、集中力の低下、判断力の低下、
不安・緊張の増幅、不眠など

体の症状

下腹部痛、頭痛、腰痛、乳房の張り、
むくみ、体重増加、肌荒れ、過食、便秘、
下痢、めまい、不眠、ほてり、発熱など

症状を少しでも軽くするセルフケア

1. 規則正しい生活を心がける

栄養バランスのよい食事や十分な睡眠をとる。

2. 適度な運動をする

全身の血流がよくなるほか、気分転換にもなり、症状を和らげるといわれている。

3. リラックスする

半身浴やアロマなどで、心身がリラックスする。

ピルなどのホルモン療法を行うのも選択肢のひとつ!

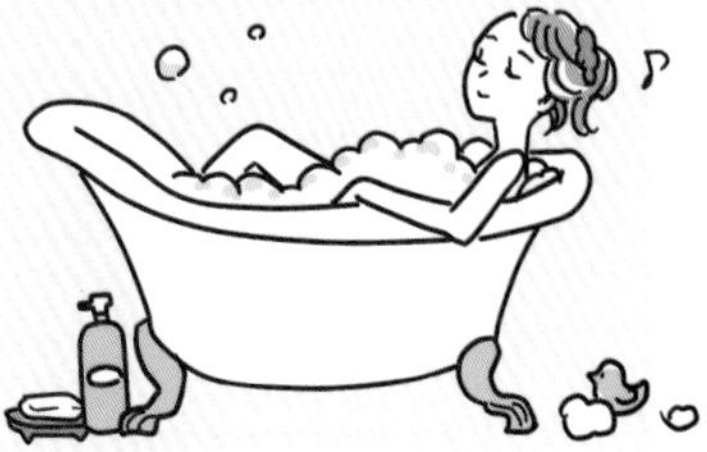

らくるストレスも要因になるとされています。**腹痛やむくみなどの身体的症状のほか、イライラしたり憂うつになったりする心的症状も同時に起こり、症状の程度も人それぞれ。**自分が月経前症候群だと気付かず、不快な症状の原因がわからないままでいる人も多いとされています。不快な症状が病気のせいで、月経前の時期を過ぎるとおさまることがわかるだけで症状が改善される場合もあります。

症状がひどい場合は、鎮痛薬で痛みを抑えたり、精神安定剤などで精神症状をコントロールしたりする場合もあります。ストレス軽減のためにカウンセリングを行う婦人科もあるので、生活をする上で症状を改善するために、専門医のアドバイスを受けましょう。

主な症状

経血量が異常に多い、
経血の中にレバーのような
血のかたまりがある

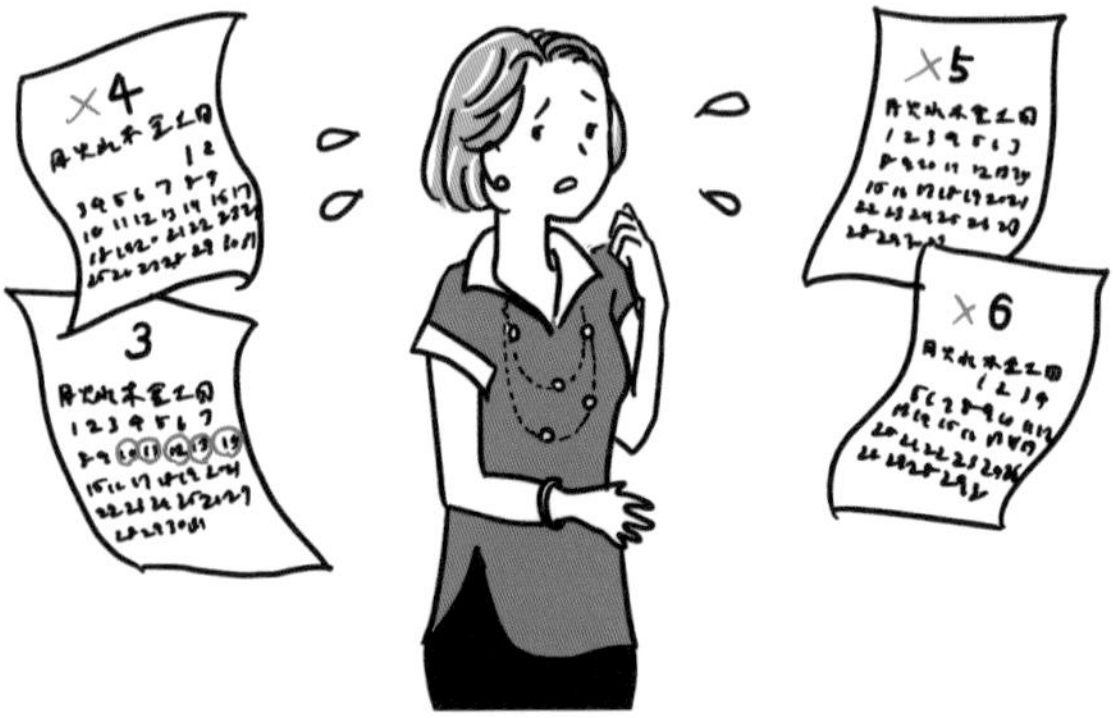

○経血量が異常に多い
過《か》多《た》月《げっ》経《けい》

子宮に何らかの病気がひそんでいる可能性あり！

経血量には個人差があります。正常な生理期間中の総経血量は平均20～140㎖といわれており、それ以上の場合を過多月経といいます。実際に経血量を調べるのは難しいことですよね。ナプキンが1時間も持たなかったり、レバー状のかたまりがたくさん出たりといった場合は、経血量が非常に多いと判断できます。また、月経カップを使って、どれくらいで経血がいっぱいになるかを知っておく

月経不順の種類と疑われる病気

○ 頻発月経　正常な月経周期である25～38日よりも短い、24日以内の周期で起こる場合のこと。

○ 希発月経　頻発月経とは逆で、月経周期が39日以上ある場合のこと。ただし3か月以上の場合は無月経となる。稀発月経とも表記。

○ 過短月経　1回の月経の期間が短く、2日以内で終わる場合のこと。

○ 過長月経　1回の月経の期間が長く、8日以上ある場合。多くは過多月経を伴う。

○ 過少月経　ナプキンがほとんど必要ないくらい出血量が少ない場合。

疑われる子宮の病気の例

○ 子宮筋腫→P.64　**○ 子宮肉腫**→P.66

○ 子宮内膜症→P.72　**○ 子宮腺筋症**→P.74

のもよいでしょう。

思春期にはホルモンの働きが未熟で月経量の異常が起こることもありますが、**性成熟期以降の過多月経は、子宮筋腫や子宮内膜症、子宮内膜ポリープなどの病気が起こっていることもあるので注意が必要です**。また、月経量が多いと痛みがある、ということはありますが、必ずしも痛みを伴うとは限りません。

月経量が多いだけ、痛みがないからと軽視されがちですが、ほうっておくと病気を進行させてしまうこともあります。まずは病院で検査を受け、病気が見つかれば治療を行いましょう。また病気でなくても、生理中の苦痛を和げたいものです。月経カップや、ミレーナ（子宮内黄体ホルモン放出システム）の使用も検討するとよいでしょう。

病気のサイン

卵巣の関係①

40代以降はかかりやすい病気も変化する

卵巣にできた子宮内膜症が0.7〜1%でがん化する

月経痛を繰り返しながら進行する子宮内膜症（↓P.72）は、女性の10人に1人がかかるといわれるくらいよくある病気です。その子宮内膜症が卵巣にできて、卵巣の中に液体を含んだのう胞ができるのがチョコレートのう胞（↓P.98）。重い月経痛を伴いますが、単なる生理痛だと思って放置していると、妊娠しにくくなるほか、卵巣がん（↓P.100）のリスクが高まります。

生理痛や子宮内膜症の自己判断は厳禁!

日本では、月経困難症の自覚症状がありながら、適切な治療を受けている女性が極めて少ないといわれている。ひどい月経痛の多くは子宮内膜症が原因であり、子宮内膜症を放置することで、がん化のリスクを高めてしまう。

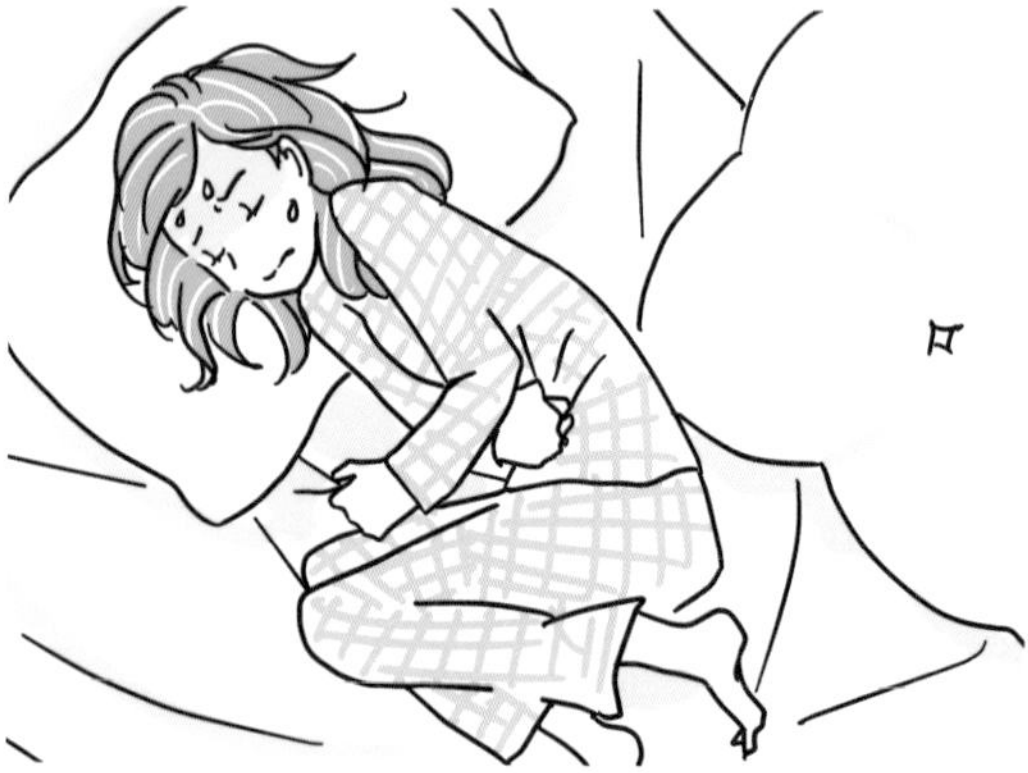

年齢別 チョコレートのう胞と卵巣がん合併率

卵巣がんを合併しているチョコレートのう胞患者の割合は年齢とともに高まり、50代以降で急増している。

年齢	チョコレートのう胞（人）	卵巣がん合併数	合併率（%）
20代未満	46	0	0.00
20代	1,908	11	0.58
30代	3,450	45	1.30
40代	2,362	97	4.11
50代	415	91	21.93
60代	55	27	49.09
70代以上	27	11	40.74
合計	8,263	282	3.41

出典：日本産科婦人科学会生殖・内分泌委員会：エンドメトリオーシス研究会（現：日本エンドメトリオーシス学会）会員を対象としたアンケート調査による

日本産科婦人科学会が行った調査によれば、子宮内膜症によるチョコレートのう胞の手術を行った症例のうち、3.4%に卵巣がんの合併がみられました。がんの合併率は年齢とともに高くなり、40代では4%にアップ。チョコレートのう胞は10cm以上の大きさになるとがんの合併率が高くなるため40歳以上で10cm以上、またはチョコレートのう胞が急速に大きくなった場合は要注意。精密検査の上、手術で取り除くことになります。

ところが超音波検査で特に問題がないとされた5cmののう胞でもがん化していることも。そのため卵巣がんを予防するためには子宮内膜症になったとしても早期に発見して治療をし、定期検診をおこたらないことが大切です。

実は、子宮よりも繊細な臓器「卵巣」

卵巣の役割

卵巣は子宮の両わきにひとつずつあり、妊娠・出産に関わる臓器というだけではなく、女性ホルモンを分泌し、女性が健康で元気に生きていくための重要な働きがある。

病気などで片方を失っても正常に機能し、妊娠やホルモンの分泌への影響は出ない。

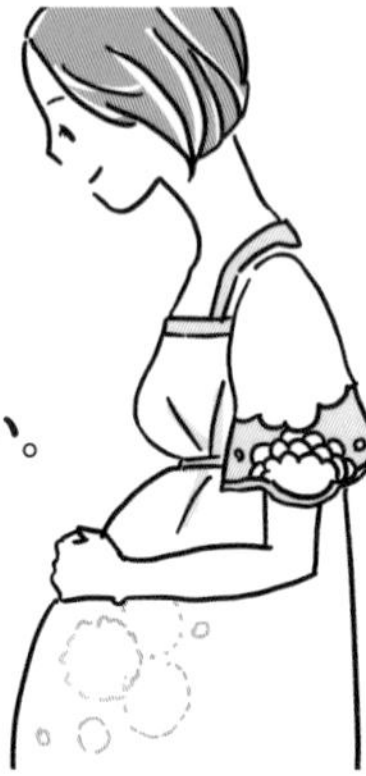

妊娠やホルモンの分泌 女性の一生に関わる器官

卵巣は、排卵と女性ホルモンの分泌という2つの大きな働きがあります。排卵は妊娠するために不可欠で、女性ホルモンは妊娠の維持や、骨や脂質の代謝など女性の体内のさまざまな代謝に大きな影響を及ぼしています。ですから卵巣は女性の人生設計に関わる大切な器官であることは間違いありません。

ところが、**卵巣は良性・悪性にかかわらず腫瘍ができやすい器官。**卵巣は小さく、周囲

気になる卵巣の老化

更年期のスタートとともに、40代以降に卵巣の老化が始まる。特に、30代後半以降は、卵子の数や質が低下し、妊孕力《にんようりょく》（妊娠のしやすさ）が低下する。

卵巣の不調

○ 卵巣機能不全

女性ホルモン量の低下によって卵巣機能が低下し、月経周期の乱れや無月経の症状が出る病気。主にホルモン剤を用いた女性ホルモン量の調節をすることで治療が可能。

○ 早発閉経

もともと持っていた原始卵胞の数が少なかったり、減少するペースが速かったりすると、20代～30代で閉経を迎えることがある。これを「早発閉経」といい、自然妊娠は難しくなる。

にはスペースがあるため、少し腫れてもほかの臓器を圧迫せず、自覚症状がないことが多いのです。

腫瘍が見つかったら、良性か悪性かを調べるために、超音波検査やCT検査、MRI検査などを行います。その上で卵巣がんということになれば、がんの組織を可能な限り切除しますが、進行具合によっては子宮や卵管、リンパ節などまで切除することがあります。両方の卵巣や子宮まで切除すると、将来の妊娠の可能性がなくなってしまいます。

卵巣を守るためには、少しでも早く病気を発見、治療することが重要です。最低2年に一度の子宮がん検診を習慣にし、その際に内診と超音波検査も受けて卵巣までチェックしてもらうようにするとよいでしょう。

症状でチェック

卵巣の病気①

卵《らん》巣《そう》腫《しゅ》瘍《よう》

○卵巣が大きく腫れる

卵巣は症状があらわれにくい、「沈黙の臓器」

卵巣内に液体や脂肪などがたまって腫瘍ができ、大きく腫れる病気。正常だと数cmから親指の先くらいの卵巣が、こぶし大以上に肥大することもあります。

卵巣内にたまった内容物によって腫瘍のタイプは2つに分かれ、どちらの場合も腫瘍が小さいうちは自覚症状がありませんが、**腫瘍が悪性だったり、大きくなったりしたら手術で取り除く**必要があります。

主な症状

下腹部痛　下腹部の張り　腹部膨満感　腰痛　頻尿　便秘　嘔吐　など

腫瘍が小さいうちは自覚症状がなく、腫瘍がふくれて破裂したり、卵巣が根元からねじれる「茎捻転(けいねんてん)」という状態になると、強い下腹部痛や嘔吐などの症状があらわれる。

↓

無症状の場合がほとんど!

腫瘍の分類

卵巣腫瘍のタイプは大きく2つ。こぶのようなかたいかたまりができる「充実性腫瘍」と、卵巣の中に分泌液などがたまって腫れる「のう胞性腫瘍」がある。

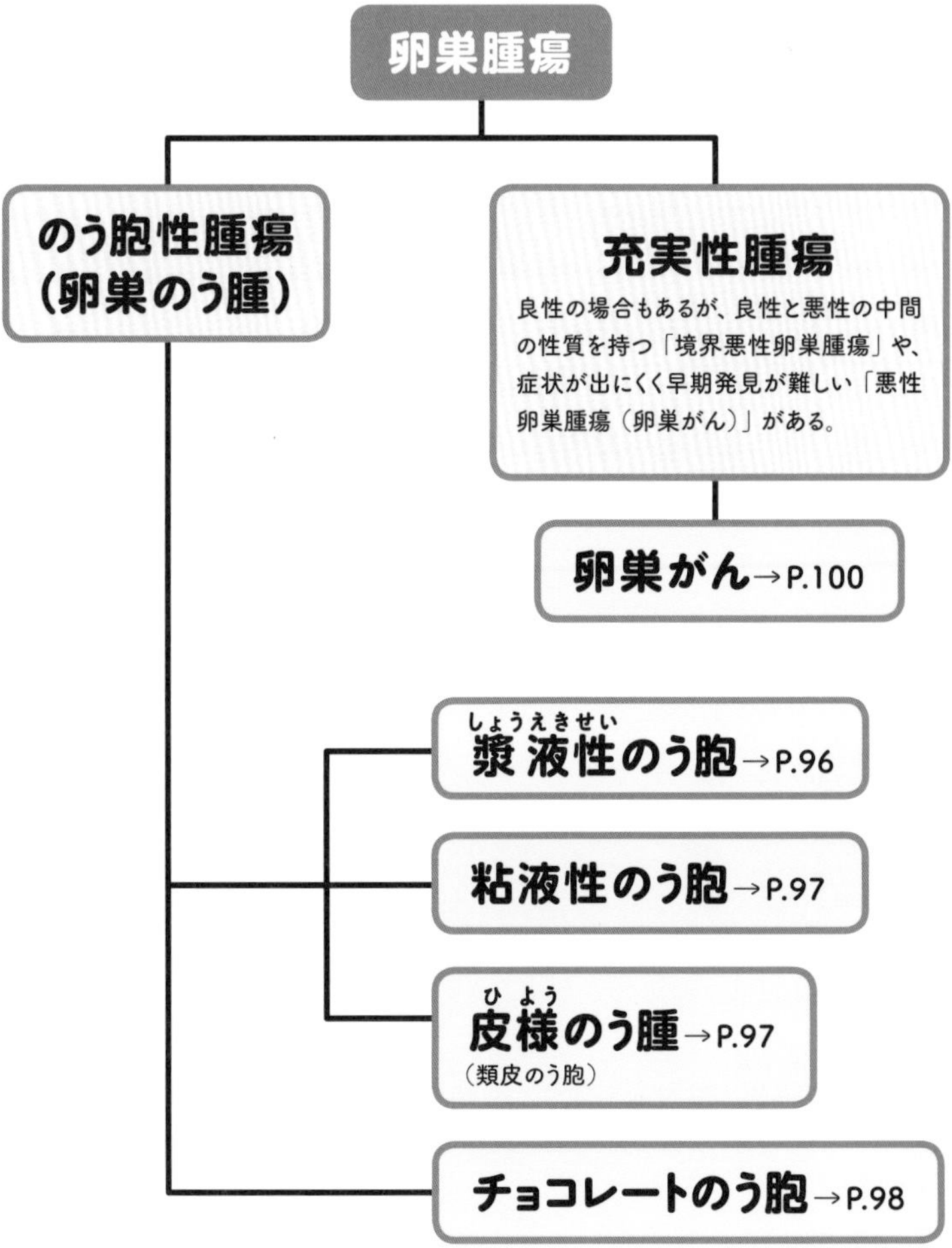

卵巣の状態

通常の卵巣は2～3㎝大の楕円形の臓器。卵巣腫瘍は、こぶのようなかたまりができた状態で、直径20㎝以上に巨大化することもある。ただ太った、体重が増えたと感じる人が多いが、思い当たる理由がない場合は病気を疑うこと。

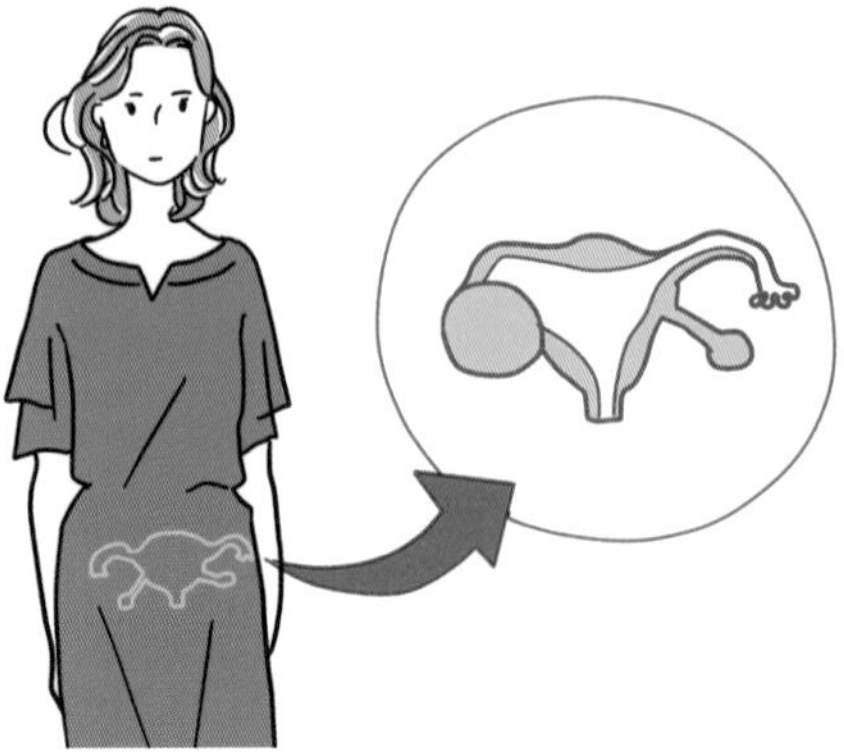

卵巣のう腫の種類

漿液性のう胞

○腫瘍の中身

卵巣から分泌されるさらさらとした透明で黄褐色の液体（漿液《しょうえき》）がたまる。

○特徴

卵巣のう腫の中でもよくみられるタイプで、特に10代～30代に多く、良性のことがほとんどです。通常は単胞性ですが、多胞性のものは増殖して悪性に変化することもあるので、発見されたら定期的な経過観察を欠かさないことが重要。検査では問診や内診のあとに超音波検査を行い、必要なら血液検査、MRI検査を行って悪性の場合は摘出手術となります。

粘液性のう胞

○腫瘍の中身

ネバネバとしたゼラチン状の粘液がたまる。

○特徴

卵巣腫瘍の中でも一番大きくなりやすいタイプで、大きくなると人の頭ほどになることも。下腹部がふくらんできますが、太ったと感じて病院に行かないケースもあります。大きくなりすぎると、のう胞が破れてしまい、腹膜炎などを起こす可能性があり、注意が必要。検査では問診や内診のあと超音波検査、その後、血液検査、ＭＲＩ検査で詳しく調べます。

皮《ひ》様《よう》のう腫（類皮のう胞）

○腫瘍の中身

卵子のもとである胚細胞が分裂し、成熟途中のものが混ざり、髪の毛、歯、骨などの組織が含まれた物質ができる。成熟のう胞性奇形腫ともいう。

○特徴

20代～30代の女性に多く、両方の卵巣に発生するケースもあります。年齢が若いうちは良性でも、年齢を重ねてからまれに悪性に変化することもあります。超音波検査や血液検査などで悪性の診断がされると、摘出手術が必要になり、癒着がひどい場合は子宮も一緒に摘出することもあります。

症状でチェック

卵巣の病気 ②

○子宮内膜症が卵巣に発生してできるチョコレートのう胞《ほう》

主な症状

強い月経痛や月経以外での下腹部痛、腰痛、排便痛、性交痛など

月経のたびに月経痛が悪化していくことが特徴。月経時に便通異常や下血がある場合は、早めに病院を受診する。

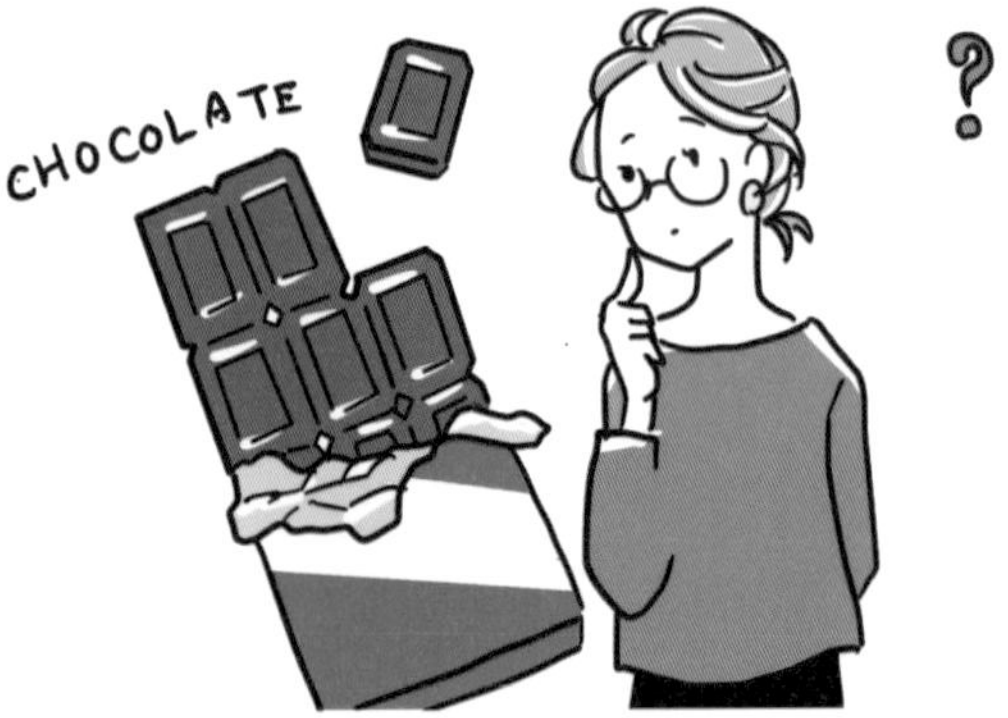

子宮内膜症を持っていると併発する可能性がある

子宮内膜に似た組織が子宮内膜以外の場所にできる子宮内膜症。その子宮内膜症が卵巣にでき、卵巣の中に液体を含んだのう胞ができるのが「チョコレートのう胞」です。

卵巣内の内膜症の組織も子宮内膜と同様に月経周期に伴って出血を起こしますが、毎月出血を繰り返して吸収されずにいる血液は卵巣の中にたまります。それが時間を経てチョコレート色のドロッとした状態になるため

不妊症の原因となる

卵巣内に子宮内膜症が発生するチョコレートのう胞は、卵子の数と質に大きな影響を及ぼすことから、不妊につながる可能性が高く、治療を行わない場合、妊娠率が50％程度低下するともいわれている。出産を希望している場合には早期の治療が必要となる。

がん化のリスク

約0.7％の確率で卵巣がんに変化する可能性がある。定期的な検査を受けることが重要。

詳細は→P.90-91

「チョコレートのう胞」と呼ばれるのです。

主な症状は月経痛。**鎮痛剤を飲まないと痛みをやり過ごせないくらいの中度の月経痛、または鎮痛剤を飲んでも寝込んでしまうくらいの重症の月経痛がある場合は、チョコレートのう胞や子宮内膜症を疑います。**チョコレートのう胞は、だんだん月経痛がひどくなる傾向があるため「以前よりも痛みがひどくなってきたな」と思ったら要注意。卵巣だけでなく周囲の子宮内膜症も同時に進行していると、月経が終わっても腹痛や腰痛が続いたり、性交痛や排便痛があることも。

さらに、チョコレートのう胞は不妊との関連や、がん化する可能性もあります。「痛みさえ抑えれば大丈夫」と考えずに、婦人科を受診しましょう。

症状でチェック

卵巣の病気 ③

卵巣《らん》《そう》がん

○40代以降に発症のリスクが急増する

主な症状

下腹部の張り・しこり、
下腹部痛、頻尿、便秘、食欲減退

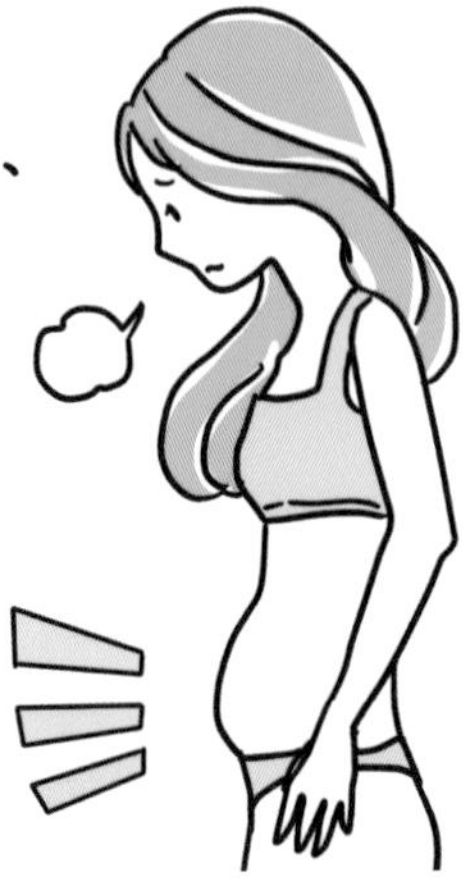

腹腔内に
がんが転移すると、
腹水がたまり、
腹部が異常に
ふくらんでくる。

遺伝や生活習慣も発がんの原因になる

卵巣に発生するがんで、幼児から高齢者まであらゆる年代の女性にみられ、親指の先ほどの大きさの卵巣が、大きくなるとこぶし大になります。特に**50歳以降や閉経後に見つかる卵巣腫瘍の場合、悪性であることが多いので注意**が必要です。初期にはほとんど症状がなく、進行や転移が早いので早期発見が難しいがんです。

卵巣がんが発生する原因ははっきりわかっ

卵巣がんのステージ

自覚症状があまり出ないため早期発見が難しい。進行が早く症状が見つかったときには、Ⅲ期やⅣ期まで進行している可能性が極めて高い。

ステージ（進行期）		腫瘍の範囲
Ⅰ期（卵巣内）	A	片方の卵巣にとどまっている
	B	両方の卵巣にとどまっている
	C	卵巣内にとどまっているが、腫瘍が破ける、または腹水に悪性細胞がある
Ⅱ期（骨盤内に転移）	A	子宮・卵管に広がっている
	B	直腸や骨盤腹膜に広がっている
	C	骨盤内に広がり、腹水に悪性細胞がある
Ⅲ期（腹腔内に転移）	A	腹腔内に顕微鏡レベルのがんが広がっている
	B	腹腔内に2cm以下のがんが広がっている
	C	腹腔内に2cm以上のがんが広がっている、またはリンパ節に転移
Ⅳ期（遠隔転移）		腹腔を離れた、肺や肝臓に広がっている

ておらず、運の要素が大きいです。ピルを使用すると卵巣がんのリスクが減少することから、排卵回数が多いほうががんを発生させやすいと考えられます。このことから妊娠経験のない女性はリスクが高いといわれていましたが、現在では生涯出産人数が減少していることから、無関係であるとされています。

卵巣がんは、卵巣が腫れて腹水がたまるため、下腹部がぽっこり出てくることが多いのですが、「最近太ったかしら」と思うくらいで見過ごしてしまうと進行してしまいます。膀胱が圧迫されて頻尿などの症状が出ることもあります。

下腹部にしこりを感じたり、ふくらんでいたり不快感に気付いた人もすぐに受診しましょう。

症状でチェック

卵巣の病気④

○卵巣の中に小さな卵胞が大量に発生
多《た》のう胞《ほう》性《せい》卵《らん》巣《そう》症《しょう》候《こう》群《ぐん》

ホルモンバランスの乱れによって子宮体がんのリスクも増大

月経周期が通常なら、排卵に向けて数十個の卵胞が育ち、十分に成長して排卵するのは1個のみ。ほかの卵胞は途中で成長が止まって小さくなっていきます。ところが、卵巣の外側の皮膜がかたくなって排卵しづらくなり、たくさんの小さな卵胞が卵巣内にたまってしまうことがあり、これが多のう胞性卵巣症候群です。女性の5～10％にみられるポピュラーな病気です。超音波検査をすると、卵巣

主な症状

無月経、月経周期の乱れ、ニキビ、多毛、肥満など

排卵が行われないため、不妊の原因になることも。

男性ホルモンが増加し、肥満、ニキビ、声が低くなる、体毛が濃くなる・増えるといった男性的な特徴がみられる。

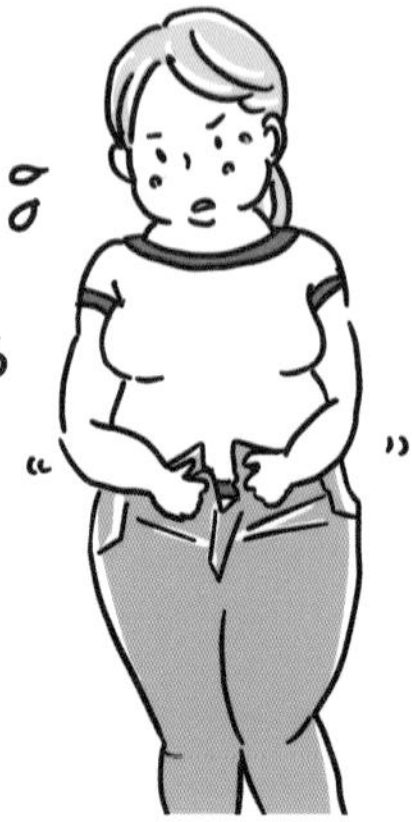

卵巣内の状態

卵子が受精卵になるためには、卵巣の中で成熟し、排卵される必要がある。ところが、いつまでたっても卵子が成熟せず、未成熟な卵子が卵巣内にたまってしまう「多のう胞」という状態が起きると、排卵障害などの症状が出る。

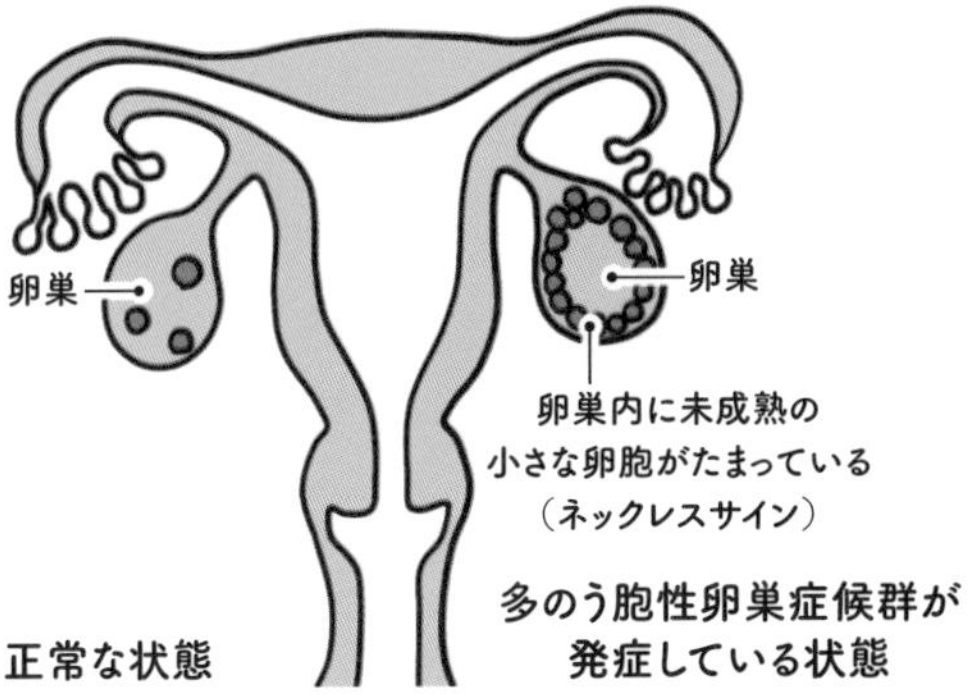

内に卵胞の小さな袋がたくさん見えます。卵胞が育たない理由として、性腺刺激ホルモンであるゴナドトロピンの分泌異常や、男性ホルモン過多が原因とも考えられています。

　卵胞が育たず、定期的に排卵が行われないため、月経不順や無月経になり、それらが不妊の原因にもなります。さらに治療せずに**放置していると、子宮体がんのリスクが高まります。**これは排卵が起きないことで、エストロゲンとプロゲステロンという2つの女性ホルモンのバランスがくずれていることが原因です。

　肥満も症状のひとつといわれ、脂質異常症や高血圧、糖尿病にもつながります。肥満傾向にある人は、食事や運動などで肥満を解消し、排卵障害の改善に努めましょう。

症状でチェック

デリケートゾーン

○膣粘膜の潤いが低下
デリケートゾーンの乾燥

エストロゲンの分泌が減り さまざまなトラブルの原因に

女性ホルモンの中でも代表的なエストロゲンは、コラーゲンや脂肪組織、水分の保持能力があり、肌や髪の潤いを守る働きがあるほか、女性特有の丸みを帯びた体を作るなど、体全体の健康を守る役割を担っています。

　このエストロゲンが欠乏すると影響を受けやすいのが、膣周りのデリケートゾーン。エストロゲンには膣粘膜を柔軟な状態に保ち、性的に興奮すると分泌液を増やす働きもあり

主な症状

摩擦による痛み、かゆみ、腫れ、
ヒリヒリする、かぶれ、ほてり、
尿もれ、排尿時にピリピリする、
おりものの減少、出血、性交痛など

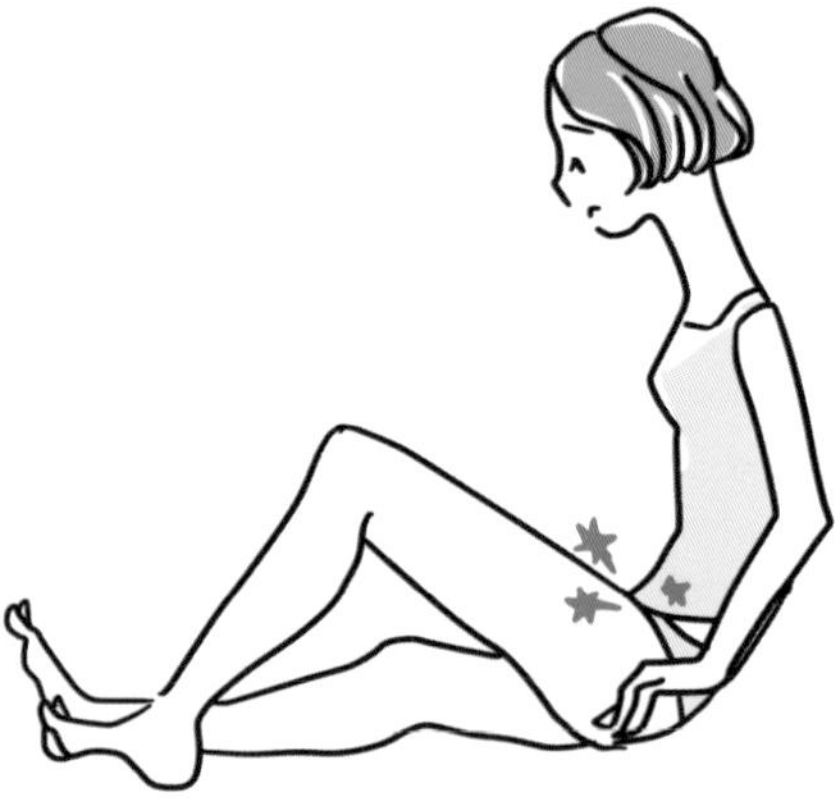

閉経後の腟が変化!?「萎縮性腟炎」とは？

エストロゲンの分泌量は20代後半から30代後半がピークで、その後は徐々に低下し、閉経前後の45 ～55歳には激減。腟周りの粘膜部分は乾燥して薄くなり、柔軟性に富んでいた腟口は徐々にゆるんで萎縮する。閉経後の女性に多くみられ、性交痛、頻尿、尿もれ、おりものの増加、今までと違ったにおいがするなどの症状がある。

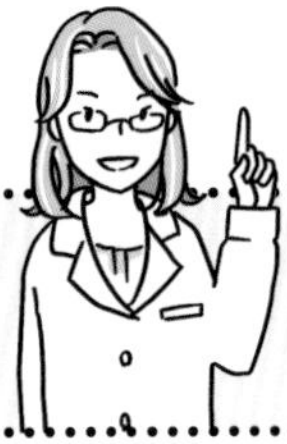

潤活ゼリー、腟剤、ホルモン補充療法など、治療法はいろいろ。婦人科で相談しよう。

ます。そのため、エストロゲンの分泌が減少すると腟が乾燥し、伸び広がりにくくなるため、性交痛が起こりやすくなります。パートナーに事情を伝えて理解を得るのはもちろん、性交後に出血や痛みが続くときは、早めに婦人科を受診しましょう。

　粘膜の乾燥は皮膚よりも深刻な状況になりがちです。**乾燥して分泌液が減ると、腟の自浄作用が弱まって細菌の繁殖や炎症が起こりやすくなり**、かゆみや灼熱感を感じたり、入浴時にしみたりします。

　まずは外陰部の清潔を心がけ、細かくやさしく、丁寧に洗いましょう。さらに専用のジェルやクリームでの保湿ケアや、オイルを使った会陰マッサージを習慣化すると、血行がよくなって弾力が戻ります。

症状でチェック

デリケートゾーン
②

○量の増加、嫌なにおい、かゆみを伴う おりものの変化

雑菌の繁殖や性病・婦人病の可能性も

主な症状

1日に何度も下着を替えるほど
量が増加、悪臭、
ピンクや茶色など血が混じったような色、
黄色や黄緑色などうみのようなドロドロした状態

おりものの異常とともに外陰部の腫れやかゆみ、痛みを伴う場合も要注意！

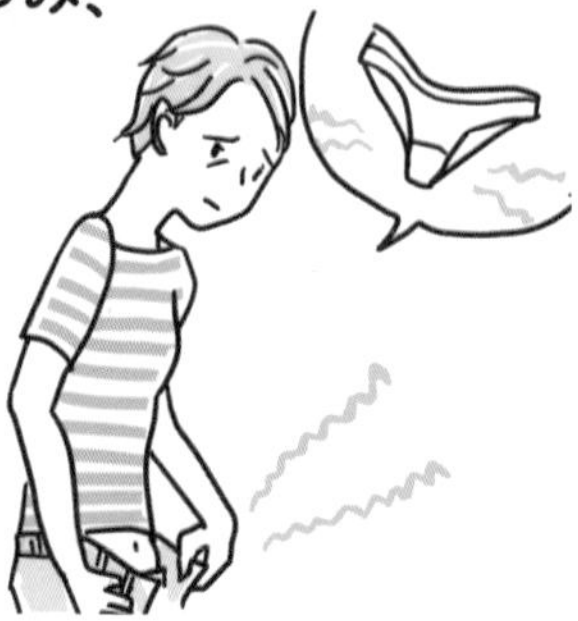

「おりもの」は月経以外に性器から出る分泌物のことで、膣内を酸性の潤いで満たして雑菌を防ぎ、膣内を清潔に保ってくれます。正常なら透明〜クリーム色でにおいは強くありませんが、**その変化で女性特有の病気や感染症が見つかることもあります。**

　疲れがたまって体の抵抗力が落ちると、膣内に常在する菌のバランスがくずれ、おりものが増加したり、外陰部にかゆみが出たりしま

おりものの状態からわかる病気の可能性

おりものは、腟内の健康状態を知らせるバロメーター。本来、おりものは腟内に潤いを与え、自浄作用を助ける働きがあるが、おりものの変化や違和感を感じたときは、病気の可能性を疑って、迷わず病院を受診しよう。

- 黄色または茶色っぽいもの……性器クラミジア感染症
- 白またはクリーム色の酒かす状……腟カンジダ症
- 白く泡っぽいヨーグルト状、血が混じっていることもある……腟トリコモナス症
- 黄色っぽく、悪臭がある……淋病

それぞれの感染症の詳細は→P.80-81、108-111をチェック！

おりものに異変がある場合には、腟だけでなく、子宮の病気の可能性がある。

す。更年期でエストロゲンが減少すると、おりものの量は少なくなります。**また閉経後はおりものは少ないはずですが、逆に量が増えた場合は腟内の細菌感染（萎縮性腟炎）や子宮の病気が疑われます。**

おりものに血液が混じっているなど、いつもと違う様子がみられたら、病気が隠れている場合もあるので、早めに婦人科を受診してください。

下着や外陰部を清潔に保つことで、雑菌の繁殖を防ぐことができます。おりものシートやふきとりシートを利用することで外陰部を清潔に保ちましょう。衣類内の通気性が悪く、蒸れて湿度が上昇しないよう、通気性のよい下着にし、きついジーンズやガードルははかないようにするといいでしょう。

デリケートゾーンに関わる病気

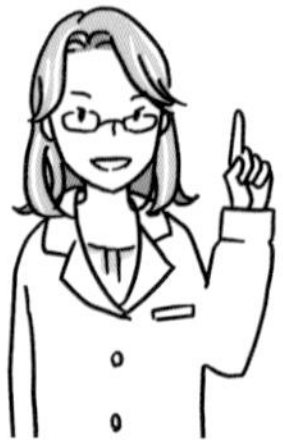

性行為で感染する病気もあれば、それ以外の要因で感染する病気もあります。また、性行為が要因の場合は、男性にも症状が出るので、同時に検査、治療を行いましょう。

外陰腟カンジダ症

カビの一種であるカンジダによって起こる炎症。体の抵抗力が落ちていると、普段から体に存在するカンジダ菌が繁殖し、炎症を起こす。

主な症状

- ○外陰部のかゆみ、腫れ
- ○白またはクリーム色の酒かす状のおりものがある
- ○排尿時の痛み

腟トリコモナス症

トリコモナス原虫が腟に寄生して起こる病気。妊娠中に感染して炎症が進むと、早産を招くことがあるので注意が必要。

主な症状

- ○かゆみ
- ○悪臭のする泡状の黄色いおりものが増加する
- ○排尿やセックスの際にしみる

性器ヘルペス

セックスによって単純ヘルペスウイルスに感染して起こる。外陰部に米粒大の水泡ができ、それが破れて潰瘍ができる。

主な症状

- ○激しい痛みで排尿や歩行が困難になる
- ○太もものリンパ節が腫れる
- ○発熱

梅毒

微生物である梅毒トレポネーマが原因で、セックスによって感染することがほとんど。潜伏期間は3週間で、できるだけ早い治療が必要。

主な症状

- ○かたいしこり、潰瘍（第1期）
- ○全身バラの花びらのような発疹、うみを持つ湿疹（第2期）
- ○ゴム腫と呼ばれるしこり（第3期）
- ○手足や目に重い障害。認知症のような症状（第4期）

白癬《はくせん》

カビの一種である白癬《はくせん》菌（皮膚糸状菌）が股部周辺の皮膚に感染して起こる病気。水虫と同じ菌が原因のため、水虫からうつる可能性もある。

主な症状

- ○円形～半円状の赤い発疹
- ○うみを持った水泡
- ○強いかゆみ、痛み

バルトリン腺炎

膣の入り口の左右両側にあるバルトリン腺に細菌が侵入して炎症を起こす病気。不潔な状態でのセックス、ナプキンで起こる蒸れなどが細菌侵入の原因となる。

主な症状

○外腫瘍（しこり）
○性交痛
○排尿困難
○歩行困難

尖圭《せんけい》コンジローマ

セックスによって感染するヒトパピローマウイルス（HPV）6型、11型が原因。感染から発症まで3週間～6か月の潜伏期間がある。

主な症状

○性器周辺にできるいぼ

アテローマ

粉瘤とも呼ばれ、デリケートゾーンだけでなく全身どこにでもできる良性の腫瘍。皮膚の垢が皮膚の内側に蓄積して袋状に発達する。

主な症状

○半球状の隆起したできものができる
○半円状の頂点などに黒または青い点がある

接触皮膚炎

「かぶれ」とも呼ばれ、皮膚が下着による締め付けや、生理用ナプキンとの接触など、外部からの刺激によって発症する。

主な症状

○湿疹
○かゆみ

毛のう炎

毛穴の奥の毛の毛根を包んでいるところを毛包といい、ひとつの毛包に炎症が起きた状態。培養検査で原因菌を特定し、それに適した抗菌薬の内服や外用を行う。

主な症状

○皮膚に赤みを帯びて押すと痛みがある
○1個だけの場合、数個から数十個が集まってできる場合もある

デリケートゾーンに関わらない感染症

微生物のクラミジア・トラコマチスに感染して起こる「性器クラミジア感染症」や、細菌の淋菌に感染して起こる「淋病」も多く見られる病気。両者ともおりものの量などに変化があり、放置しておくと不妊の原因になる。

症状でチェック

デリケートゾーン
③

デリケートゾーンの悩みと解消

洗浄&保湿で美しく快適な状態を保つ

かゆみ、におい、蒸れといったデリケートゾーンの悩みは、まずは洗って清潔にすることで解消できます。ところが、洗い方が正しくないと逆効果になります。排泄物や経血、おりもの、汗などのタンパク質の汚れを落とすことができないだけでなく、不快感が増すこともあります。

デリケートゾーンを洗う際は、**専用のソープがおすすめ。**小陰唇《しょういんしん》を開くとすぐに粘膜が

お風呂での正しい習慣

1. 専用ソープでしっかり洗浄

ボディソープは女性器の粘膜への刺激が強すぎるのでNG。逆に、水だけの洗浄は、排泄物や汗、経血やおりものといったタンパク質の汚れに不十分。

2. やさしく丁寧に扱う

洗うときに、ボディタオルでこすると粘膜を傷つけてしまうため、手を使って丁寧に洗う。拭くときもタオルをやさしく押し当てるようにして水気を取る。

3. 入浴後の保湿ケア

顔には化粧水や乳液、体にはボディクリームを使って乾燥を防ぐのと同じように、デリケートゾーンにも専用の保湿クリームでケアを行おう。

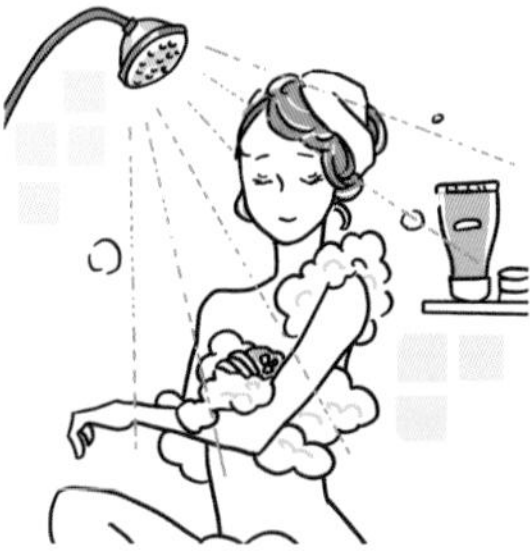

かゆみ・蒸れ・においの原因を見直そう！

デリケートゾーンの悩みの多くは自分自身で改善することが可能。
次のようなことを試してみるのもひとつの手です。

1. アンダーヘアのケア

デリケートゾーン専用の脱毛ワックスや除毛クリームを使う、ハサミでカットするほか、脱毛サロンで処理して清潔に保つ。

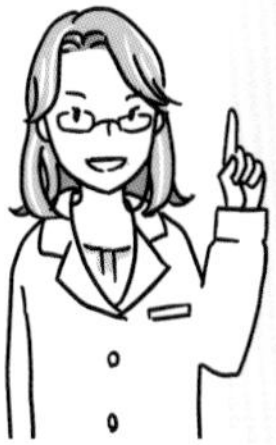

2. 生理用品の見直し

生理用ナプキンによる蒸れやかぶれが気になる人は、月経カップや経血吸収ショーツ、布ナプキンを利用しよう。

ケア用品の紹介は→P.114

露出している性器には、肌用のボディソープは適していません。性器の粘膜は肌表面よりも弱酸性に保たれています。また、**膣内は洗わないほうがよく、**善玉である常在菌まで洗い流してしまうと、かゆみが出たり、ヒリヒリしたりします。そこで、**デリケートゾーンには専用のソープを使い、指先で丁寧に洗ったらぬるま湯でソープを洗い流しましょう。**ただし、膣の中はソープで洗う必要はありません。

　入浴後は、洗ったままではかえって水分が失われてしまうため、デリケートゾーン専用の保湿剤で保湿ケアをします。ローションやジェル、ミルク、クリームなど専用のアイテムがたくさんあるので、自分に合うものを探すとよいでしょう。

快適に過ごすために！
デリケートゾーンのケア用品

デリケートゾーンの悩みを解決するには、まずは清潔に保つ、そして保湿するのが一番。目や鼻と同じように粘膜でできている性器には、専用のアイテムを使うのがおすすめ。さらに、蒸れやこすれ、経血の漏れなどで不快な思いをしがちな生理中を快適に過ごすためのケア用品もいろいろある。

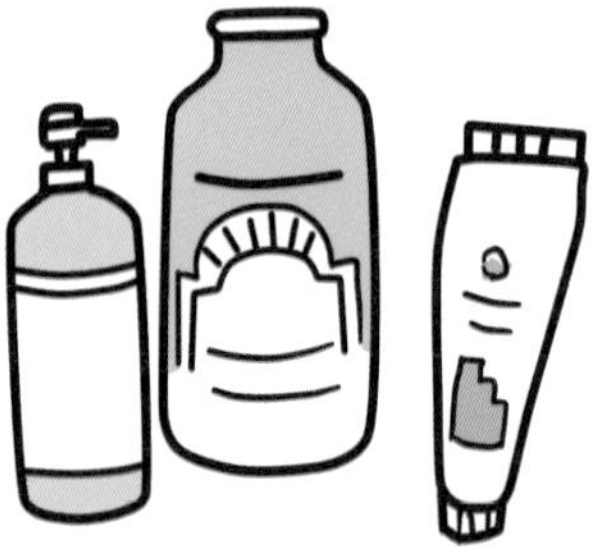

お風呂のケア用品

○専用ソープ

デリケートゾーンのpH値を壊さない弱酸性で、においの元となるバクテリアなど汚れだけを除去できる洗浄成分が低刺激のものがベスト。

●使い方
指の腹で、アンダーヘア周辺から大陰唇と小陰唇、腟の入り口付近までを洗う。

○専用保湿クリーム

天然由来成分を配合したものが多く、ビタミン・ミネラルを豊富に含んだものなど多種多様。肌の調子を整えるので全身に使えるものもある。

●使い方
適量を手に取り、やさしく塗って馴染ませる。染みたりヒリヒリしたら使用をやめる。

生理中のケア用品

○ 月経カップ

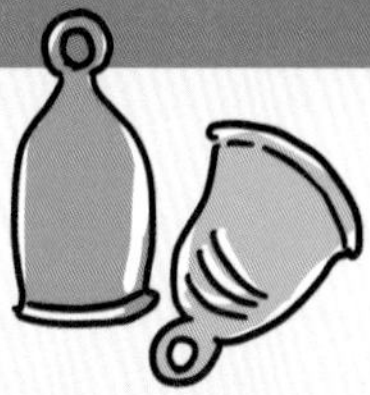

ソフトなシリコン素材でできていて、カップを指で小さくつぶして膣口から挿し込むと、膣内でカップが開いて子宮から出てくる経血を受けとめる。経血の漏れはほとんどなく、蒸れやかぶれとも無縁。洗って繰り返し使えるのでエコにもなる。

○ 布ナプキン

コットンの布地を何枚か重ねて縫い合わせたもので、洗濯して繰り返し使える。下着と同じ感覚で身につけられるため、敏感肌の人でも安心して使うことができる。

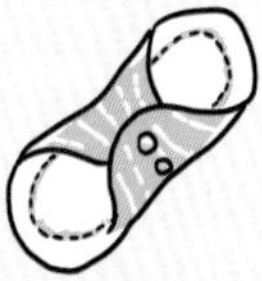

○ 経血吸収ショーツ

ショーツ自体が経血を吸収するのでナプキンは不要。表面はさらっとしていて、はきごこちは普通の下着と変わらない。洗濯して繰り返し使えるので、ナプキンのように大量のゴミがでることもない。

○ セルフワックスセット

アンダーヘアの脱毛が自分でできる、ワックスセット。永久脱毛ではないので、数週間でまた生えてくるが、気軽にセルフケアができるのが魅力。ワックスを塗ったら専用の不織布をワックスと密着させて貼り、毛の生えている向きと逆方向に一気にはがす。はがす際に痛みがあるので、少しずつ使用するのがおすすめ。

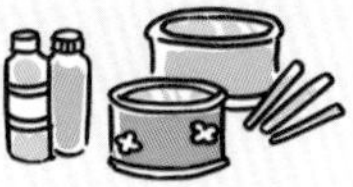

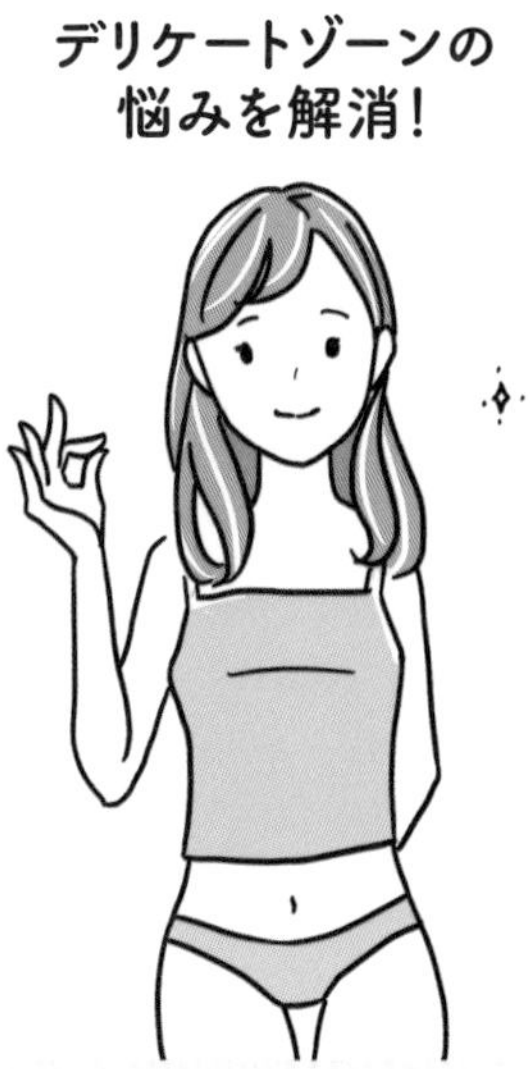

迷信に振り回されないで！ ❸

生理痛は普段から子宮を温めると軽くなる
→温まらない、冷えているかもわからない

子宮は骨盤の底にあります。温かいものを飲んでおなかが温められるようなことはあるかもしれませんが、子宮は内臓の中でも体の中心部にあり、外から温められることはないです。また、子宮が冷えているかどうかを確かめる術《すべ》もないでしょう。仮説になりますが、子宮を温めようとした行為で、血流が促され、痛みが和らいだように錯覚したことから、根拠のない解釈をされたのかも。生理痛の際におなかを温めて痛みの感覚が緩和されるのも要因でしょう。

生理痛に今、苦しんでいるなら、鎮痛剤を飲むべきです。鎮痛剤には痛みのもととなる物質の生成を抑える働きがあります。ポイントは「痛くなりそう」と予感したタイミングで飲むこと。生理は子宮内膜が血液と一緒に排出される現象で、この内膜が子宮からはがれるときに「プロスタグランジン」という物質が分泌されます。その際に子宮が収縮して痛みが生じるのです。痛みを感じたときはすでにこの物質が放出されています。

鎮痛剤においては体への悪影響、効果が弱まっていくなど、悪いイメージを持っている人もいますが、根拠なしです。ただ、生理痛には病気が関連している可能性があるので、医師に相談して適切な鎮痛剤を使用するとよいでしょう。

3章

病気と不調の改善と治療法

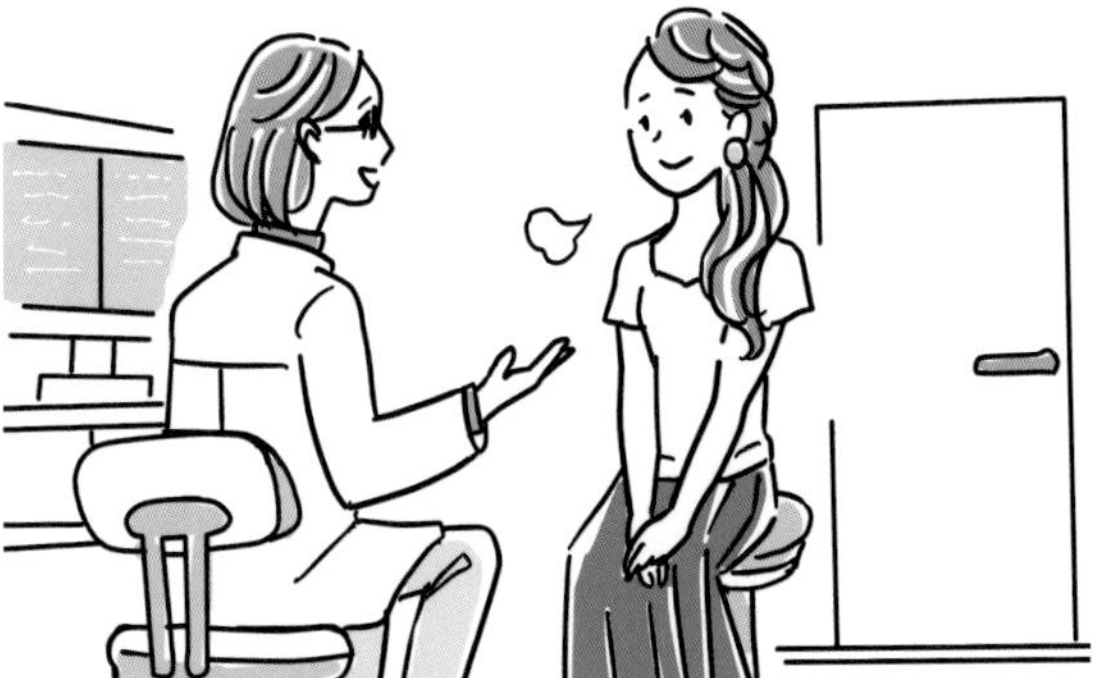

女性だからといって
体調不良を受け入れるのは、残念なこと。
病気の場合は治療を、
体調不良の場合は苦しむ期間を減らす。
その対処法について見識を深めよう。

改善

判断と行動①

不調が起きたらひとりで悩まない!

子宮のサインを放置せず病気の早期発見を

自己診断せず専門機関に頼ろう!

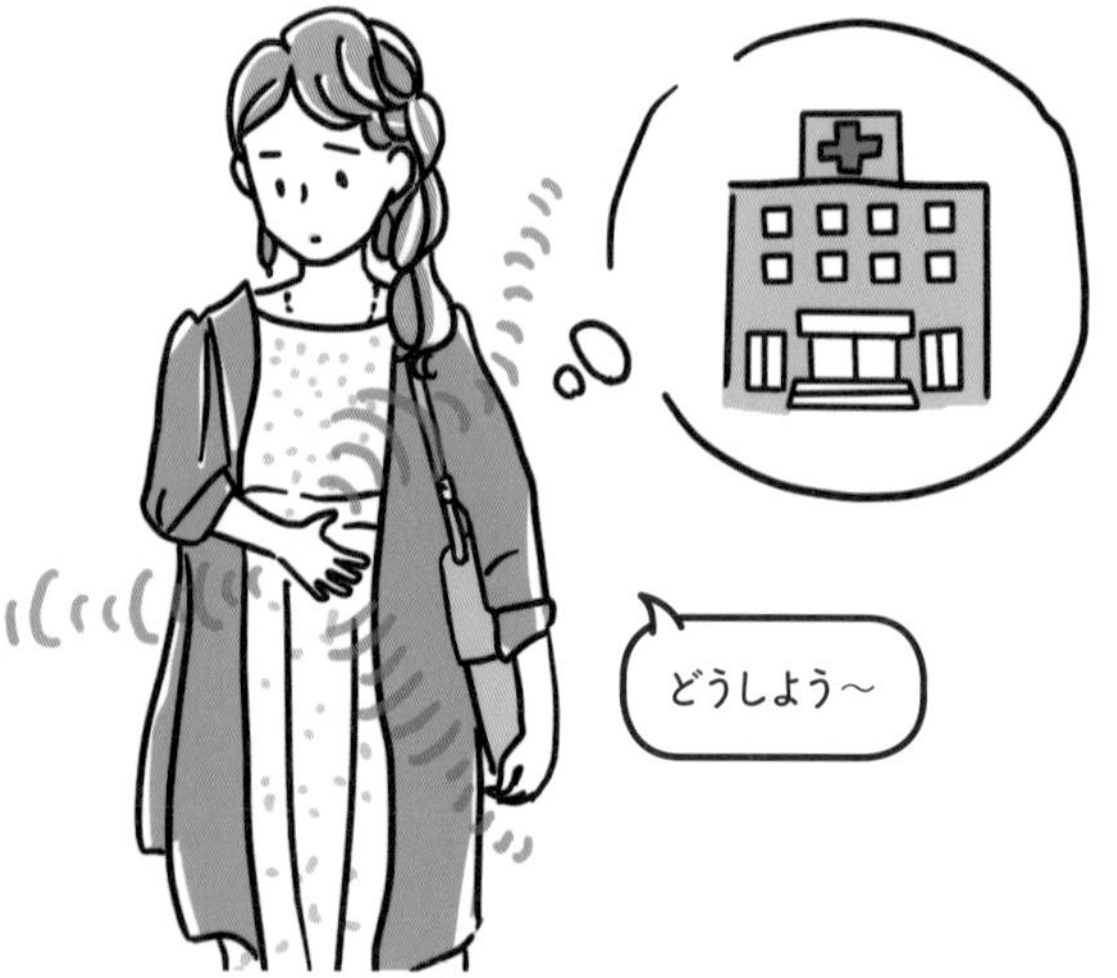

子宮周りの痛み、デリケートゾーンのお悩みについて説明してきましたが、「もしかして私も……」と思った人は、婦人科を訪ねてください。「今まで○○だったのに、最近△△になった」など心当たりはありませんか。「特に心当たりはないけれど、全体的に調子が悪い」という人は**レディースドックを受けるのも手**です（↓P.144）。インターネットで病状を検索し、自己診断するのはおすすめしません。

例えばこんなことで悩んでいませんか？

仕事で

- ○生理のとき経血が多すぎて、1時間おきにトイレに行っても間に合わないほど。接客業なのに……。
- ○月経前症候群でイライラしたり、ぼ～っとしたり。大事な会議や商談に集中できない！

赤ちゃんのこと

- ○赤ちゃんがほしいけれど生理不順で、2～3か月こないこともザラ。こんな私、妊娠できる？
- ○今は妊娠したくないけれど、いつかは妊娠＆出産したい。私のタイムリミットはいつ？

セックスのこと

- ○性交痛があって、全然気持ちよくない。彼氏の気持ちに応えたいからイヤといえないし……、どうしたらいい？
- ○性病になったみたい。彼氏にも友だちにも恥ずかしくて相談できない！

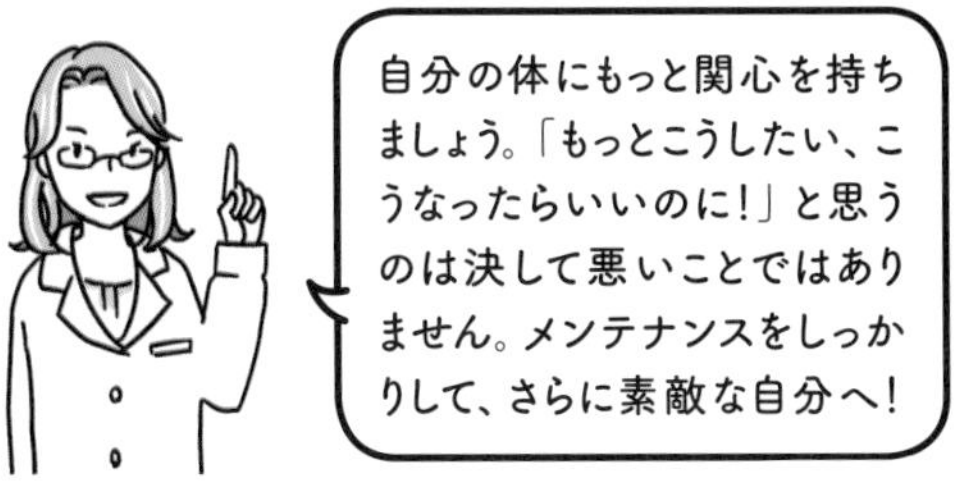

改善

判断と行動②

婦人科に行くハードルを下げよう

女性の「生活の質」向上に欠かせない、強い味方!

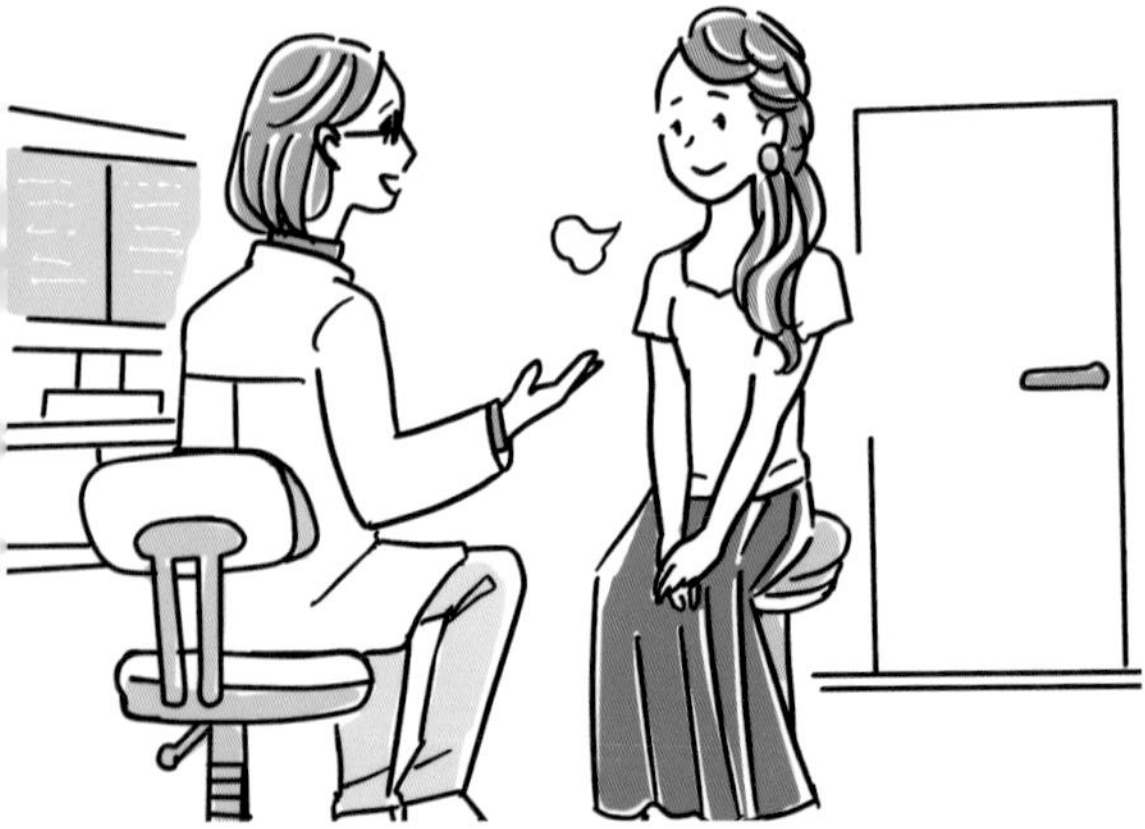

つらさが少しでも和らいだら毎日がもっとハッピーに

生理痛、不妊治療、セックスの悩み、更年期の不調……これらすべて、婦人科のテリトリーです。子宮のメンテナンスは10代から50代以降も、女性のQOL（クオリティ・オブ・ライフ＝生活の質）を向上させるために、欠かせないものです。痛みや悩みをなくすことはできなくても、**少しでも軽くできたら、という気持ちで診断を受けてください**。病気の早期発見につながることもあります。

婦人科の問診票はこんな感じ

問診票は病院によって違うが、主に確認したいことは同じ。
事前に自分の状況を整理して受診しよう。

【月経について】

＊初潮は（　）歳 ／ 閉経は（　）歳
＊最近の月経は（　）月（　）日から（　）日間
＊月経の周期は（　）日周期 ／ 不順
＊経血の量は　少ない／普通／多い／かたまりが混じる
＊生理痛は　ない／少しある／服薬が必要（　）日間
／学校や会社を休む（　）日間

【結婚・セックスなどについて】

＊結婚歴　ない／ある（　）歳
＊性交の経験　ない／ある
＊妊娠の経験　ない／ある（出産・自然流産・中絶）
＊出産の経験　ない／ある（　）歳、（　）歳、（　）歳

【手術歴】

＊時期：　　　　　　／手術部位：

＊その他、自身のプロフィール、既往歴、パートナーの有無などについて聞かれることも。

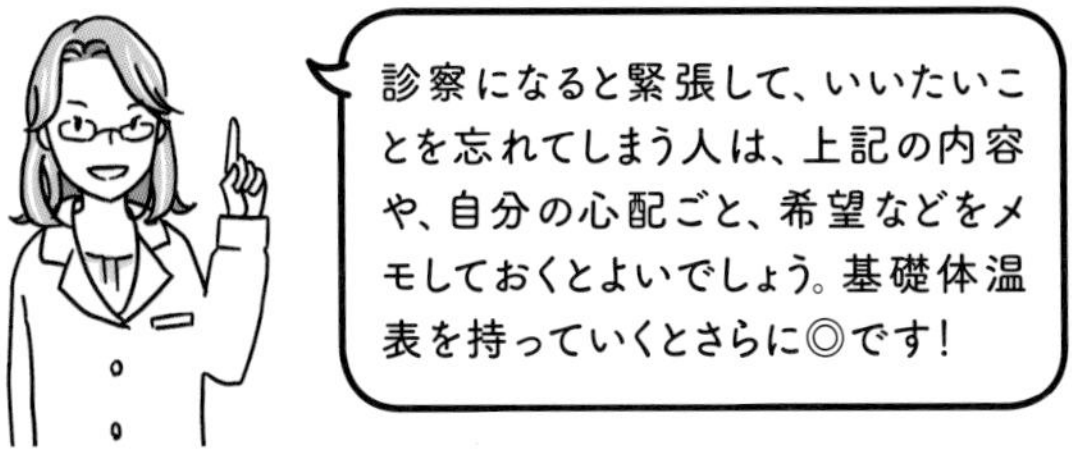

改善

判断と行動③

不定愁訴はホルモンの減少が原因？

40歳前後からの体の変化は女性ホルモンが大きく関係

不眠、集中力の低下、腰痛、肩こり……、婦人科系の病気と関係ないと思われることですが、これらの**「病気一歩手前の不調（＝不定愁訴）」は女性ホルモンの低下によって起こっています**（左図参照）。つまり更年期になるとあらわれてくる不調で、年齢とともに誰にでも訪れるものですが、度合いは人それぞれ。苦しむ期間を長くしないためにも、ホルモン補充療法（↓P.134）などを検討してください。

思いもよらないことが
ホルモンの仕業かも!?

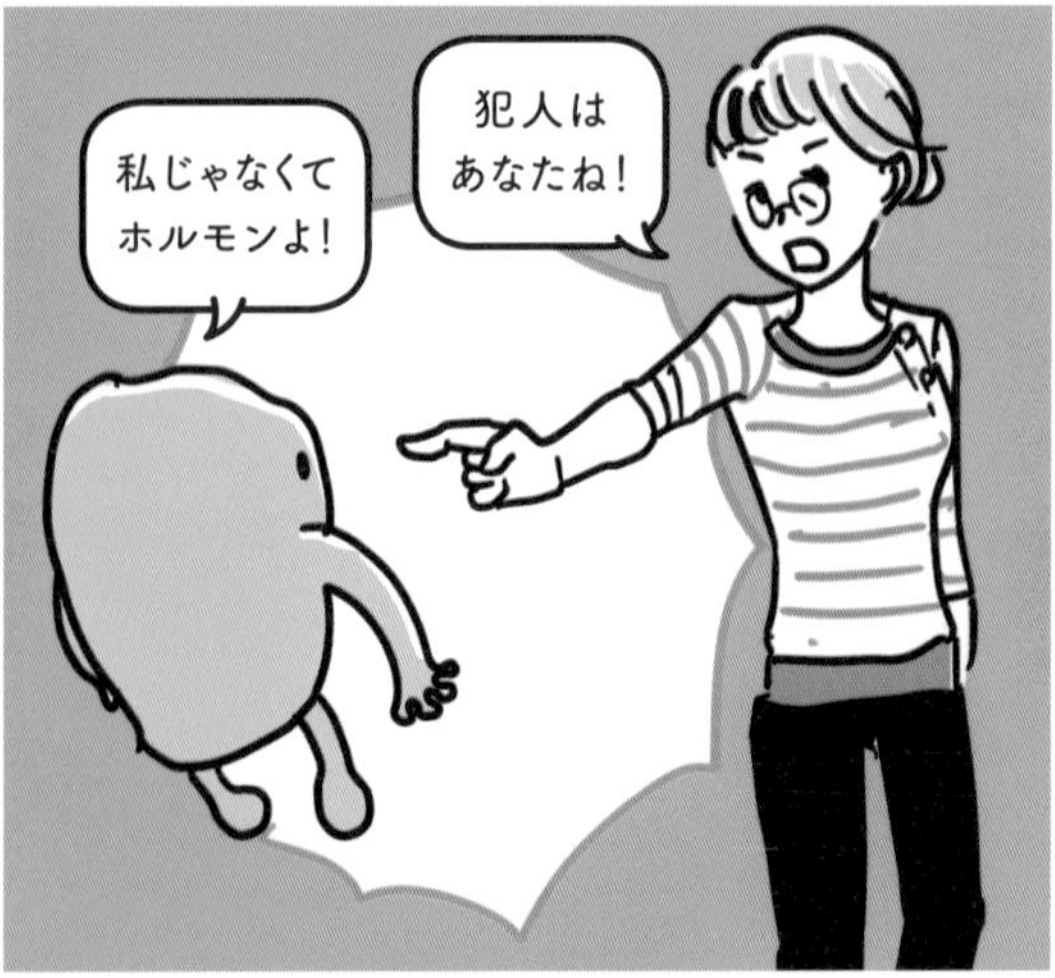

女性ホルモンの影響が疑われる症状

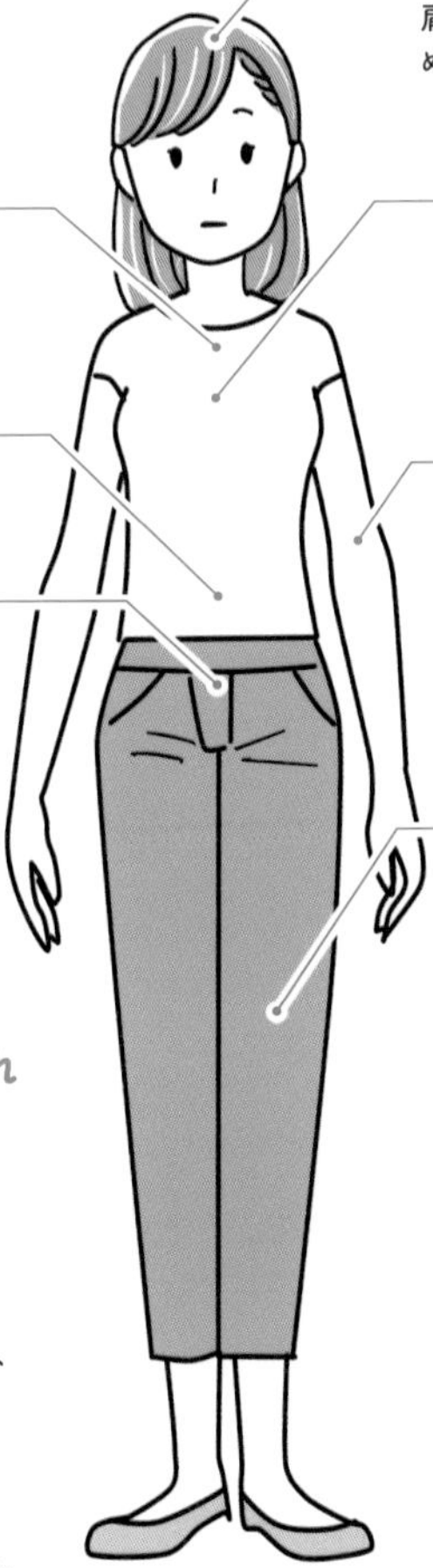

頭痛

肩こりからくる頭痛。
めまいや耳鳴りが起こることも。

動悸・息切れ

少し動くだけ、または、
何もないのに動悸がする。

精神不安定

怒りっぽく、気が短くなる。
涙もろくなる。

便秘・下痢・頻尿

胃腸の調子が悪くなる。

肌や粘膜、髪のトラブル

肌や粘膜が乾燥しやすくなり、かゆみや湿疹ができやすくなる。シミやシワの増加、性交痛の原因に。髪がパサつく。

月経トラブル

周期の乱れ。量も多かったり少なくなったり不安定になる。

関節や筋肉の痛み

少し運動しただけでひじやひざ、肩などの関節が痛む。

集中力の低下・物忘れ

集中できる時間が短くなる。
物忘れが増える。

体重の増減

一度増えると戻りにくくなり、
太りやすくなる。

倦怠感

やる気が起きない。
人と会うのが億劫に。

眠気・眠りが浅い

常に眠気が取れない。また寝つきが悪くなったり眠りが浅い。

体の冷え・ほてり

手足は冷えるのに、上半身が熱くなる。顔がほてって汗が出る（＝ホットフラッシュ）。

改善

判断と行動④

更年期からかかりやすくなる病気

見た目は若くても子宮は正直

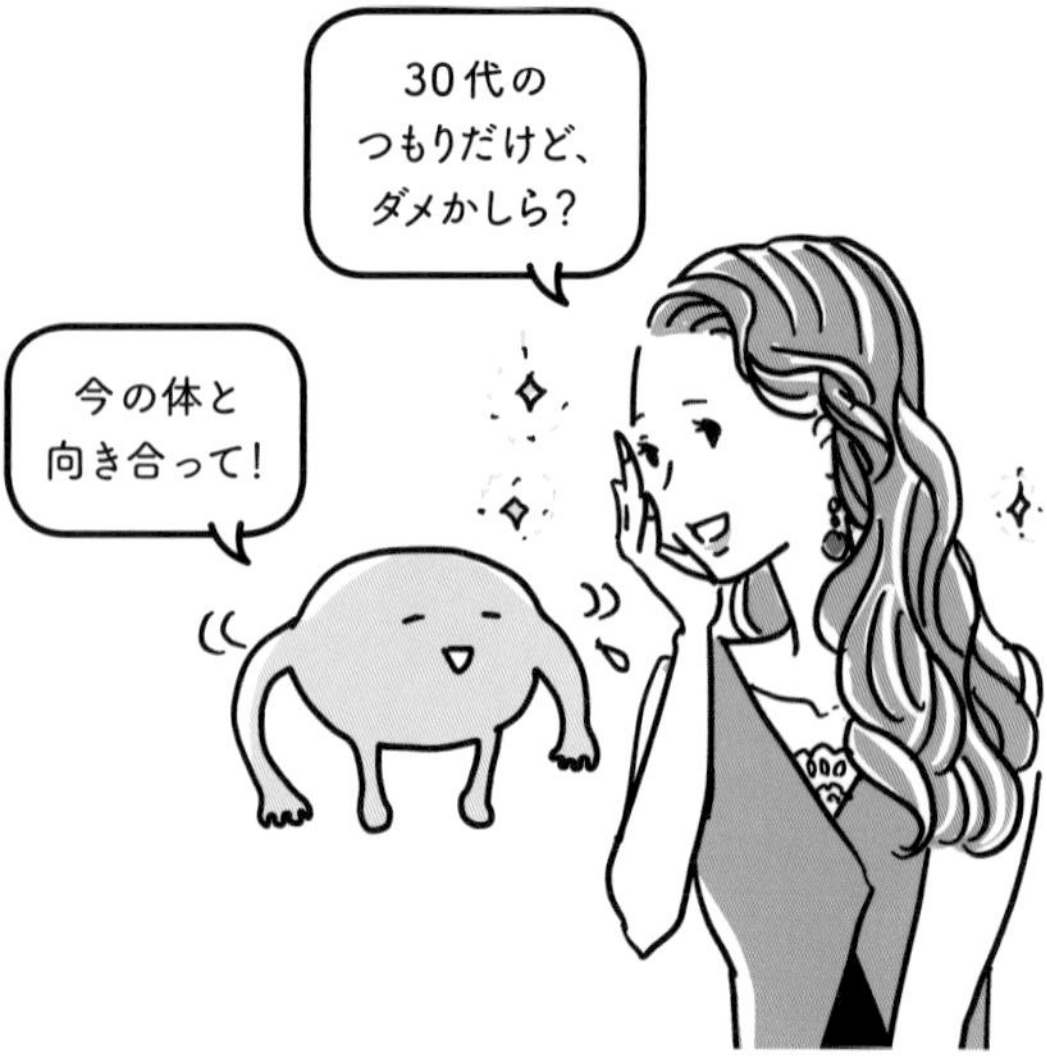

更年期から徐々に減少する女性ホルモンの影響

女性ホルモンには月経や妊娠に関することのほか、骨や血管の強化、善玉コレステロールを増やす、肌や粘膜をみずみずしく保つ、記憶力などの認知機能を高めるなどの大切な働きがあります。更年期になって女性ホルモンが低下すると、前ページで紹介したような不定愁訴のほかにも、左表のような**病気にかかりやすくなります**。普段からできる対策は136ページから紹介します。

閉経後に注意が必要な病気

体調不良を更年期だから当たり前だと考えていると、
病気に気付けないことがある。
体にひそんでいるかもしれない病気を理解しておくことが大切。

婦人科系	卵巣がん／乳がん／子宮体がん／膣がん／外陰がん／萎縮性膣炎／子宮脱／子宮下垂
メンタル系	アルツハイマー病／うつ病
心臓・血管系	心筋梗塞／狭心症／動脈硬化／高血圧症／脳梗塞
骨・関節系	骨粗しょう症／関節リウマチ／肩関節周囲炎（四十肩、五十肩）
生活習慣病系	高脂血症／糖尿病

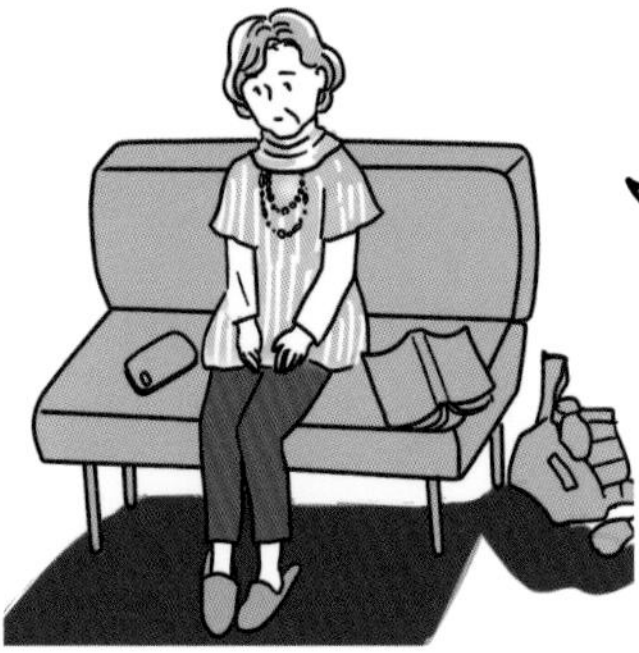

女性に限らず経年によって病気のリスクは高まっている。女性特有の体調不良だと考えず、体全体の健康意識を持つようにしよう。

改善

判断と行動⑤

自分に合ったクリニックを見つけよう

ライフステージを意識し、症状に合った病院選びを

それぞれのステージで
婦人科は長～いおつきあい

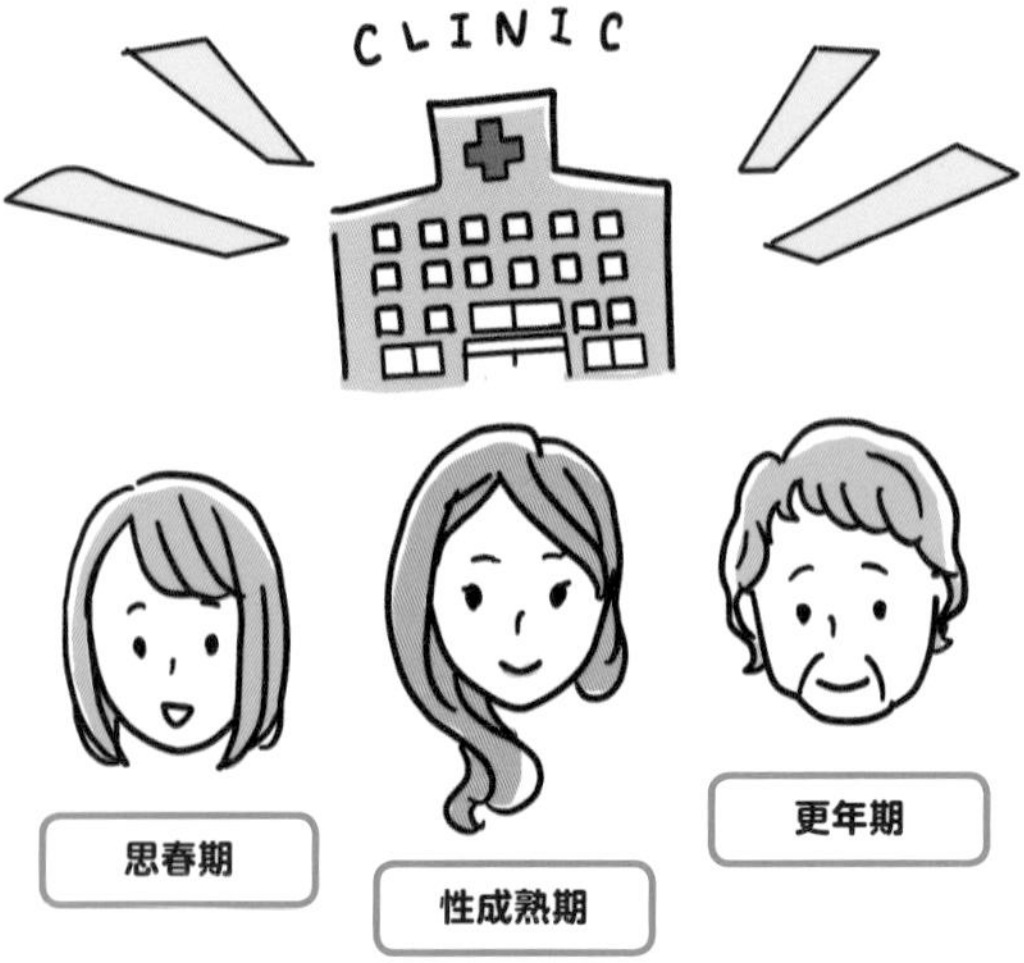

婦人科のクリニックは、生理が始まる前後の人から、妊婦、更年期の不調で悩む人まで、さまざまな年齢、症状の人が訪れます。もちろんどの症状の人が訪れてもいいのですが、できれば**自分に合ったクリニック、専門医のいるところがいい**ですよね。自分が診察してほしいのはどこなのか、今後どのようにつきあっていきたいのかを考えて、最適なクリニックを選びましょう。

どこに行ったらいい？ 病院選びのコツ

産科	婦人科
妊娠、出産と、それに関わる症状や病気。 特徴 一般的に産院（分娩施設、産後の宿泊施設なども含む）と一緒になっていることが多いが、不妊治療などに特化したクリニックもある。産後健診は出産した産科で受ける。	月経、おりもの、卵巣や子宮などに関わる症状、更年期障害や思春期の不調。妊活、不妊治療、避妊。 特徴 女性特有の病気はもとより、加齢とともに起こる尿失禁、頻尿、肩こりなどについても対応する。

個人クリニック	総合病院
メリット 数が多いので、近所で探しやすい。 デメリット 産科と婦人科が一緒になっていることが多く、妊婦や赤ちゃんと会いたくない人も会ってしまう。	メリット 病気が産婦人科以外の範疇だった場合、連携しやすい。 デメリット 混雑していて、予約が取りづらいことも。

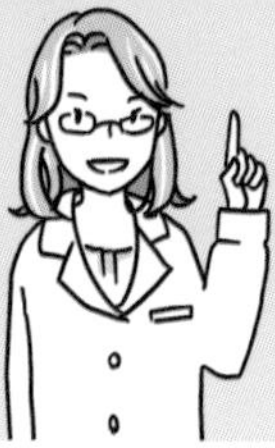

「女性専用外来（レディース外来）」とは？

女性、男性という性別や社会生活の違いから生じる女性特有のさまざまな心と体の問題を総合的に診察する専門外来。女性医師が担当し、じっくりと問診したあと、必要な科と連携して治療を行う。不調があるが、どの科に行ったらいいのかわからないときにおすすめ。

改善

治療法

①

子宮・卵巣の病気・月経痛の治療法

64ページから紹介している病気の一般的な治療法。治療法は症状の数だけ存在するので、詳しいことは医師に確認しよう。

子宮の病気① 子宮筋腫

◎経過観察

筋腫が握りこぶし大以下でつらい症状がなく、ほかの臓器に影響がないなどの場合、症状を見ながら閉経を待つ。

◎手術

筋腫がとても大きい場合は、「開腹手術」「子宮鏡下手術」「腹腔鏡下手術」で取り除く。子宮を残したいかどうかによって「筋腫核摘出手術」「子宮全摘出手術」を選ぶ。

◎薬物療法

対症療法として強い痛みには鎮痛剤、貧血には鉄剤、漢方などが処方される。ホルモン療法で月経を軽くするか止めると筋腫も小さくなる。ただし筋腫を小さくする治療の中には、更年期障害があらわれるものもあり、手術前に一時的に行うことが多い。

◎UAE

正式名称は、子宮動脈塞栓術。開腹せずにカテーテル（細い管）を用いて塞栓物質を注入する。

子宮の病気② 子宮肉腫

◎手術

最も多い治療法。開腹手術によって子宮、卵巣、リンパ節などを切除し、可能な限り腫瘍を取り除いていく。

◎放射線治療

放射線を体の外から照射する方法と、子宮肉腫の中に直接放射線を出す物質を埋め込む方法などがある。

◎化学療法

手術や放射線治療のサポート的な位置付け。抗がん剤の内服や静脈注射を行う。そのほか、ホルモン療法を行うこともある。

子宮の病気③ 子宮頸がん

◎手術
0～Ⅲ期の場合、がんの広がり方によって「円錐切除」「単純子宮全摘出」「広汎子宮全摘出」のいずれかが選ばれる。ごく初期の場合はがん細胞をレーザーで焼いて死滅させる治療も。

◎放射線治療
がんの浸潤が深い場合や、広範囲で手術が困難な場合に行う。また高齢で体力がない場合や、合併症があって手術が困難な場合にも。

◎化学療法
単独、または放射線治療と組み合わせて手術では難しいⅢ期～Ⅳ期に、子宮頸部以外に広がったがんに対する効果を期待して行う。手術前に行ってがんを小さくするほか、手術後に追加療法として行われることもある。

子宮の病気④ 子宮体がん

◎手術
まず開腹手術を行い、その際の病理検査で手術後の治療方針を決めるのが一般的。子宮、卵巣、リンパ節などを切除し、可能な限りがんを取り除く。

◎放射線治療
手術の結果、がんが子宮の外に広がっていたり、手術ですべて取り除けなかったり、再発・転移した場合にも行われる。

◎化学療法
放射線治療同様、術後の結果で追加療法として行われる。

◎ホルモン療法
妊娠を望む場合、黄体ホルモンを投与してがん細胞の成長を抑える。0～Ⅰ期の場合でいくつもの条件をクリアすることが必要。

※ごく初期だと経膣的に内膜を取り去ることもある。

子宮の病気⑤ 子宮内膜症

◎手術
妊娠を望む場合には子宮や卵巣を残し、病変だけを取り除く「保存的手術」を行うが、術後の月経がある限り症状は続くため、薬物療法などを継続する必要がある。重症で、妊娠を望まない場合には「根治手術」で子宮、卵巣、卵管すべてを取り除く。この場合、術後に更年期のような症状が出ることがあるため、片方の卵巣を残すとそのような症状を抑えることができる。

◎放射線治療
低用量ピルや黄体ホルモン製剤を使って一時的に妊娠または閉経状態にする「ホルモン療法」と、鎮痛剤や漢方によって痛みをコントロールする「対症療法」がある。

子宮の病気⑥ 子宮腺筋症

◎手術

基本的には子宮内膜症と同様の治療を行う。妊娠を望む場合には子宮や卵巣を残す「保存的手術」、妊娠を望まない場合には「根治手術」で子宮を摘出する。この場合、術後に更年期のような症状が出ることがあるため、少なくとも、片方の卵巣を残すとそのような症状を抑えることができる。

◎薬物療法

低用量ピルや黄体ホルモン製剤を使って一時的に妊娠または閉経状態にする「ホルモン療法」と、鎮痛剤や漢方によって痛みをコントロールする「対症療法」がある。

子宮の病気⑦ 子宮頸管ポリープ

◎経過観察

小さく、症状のないポリープはそのまま様子を見る。

◎手術

あずき大以上で、不正出血を繰り返す場合は鉗子で挟み、ねじりとる手術で取り除く。痛みや出血も少ないため、通常は入院不要。妊娠中に見つかった場合でも切除が可能だが、出血しやすいため、ポリープの大きさなどから切除するかどうかを判断する。一度取り除いても再発することが多いので、一年に一度は定期検診を受ける。

子宮の病気⑧ 子宮頸管炎／子宮内膜炎

◎抗生物質

おりものの一部を採取して培養し、炎症を起こした原因菌を調べ、その菌に合った抗生物質などで治療する。治療中は清潔を保ち、通気性のよい下着で蒸れないようにし、セックスはひかえる。完治しないと慢性化につながるので、自己判断で治療をやめないこと。

子宮の病気⑨ 性感染症（STD）

いずれの場合もパートナーと一緒に治療することが肝心。
再発、慢性化することも多いので医師の指示を守ること。

◎抗生物質

「性器クラミジア感染症」「膣カンジダ症」「淋病」「膣トリコモナス症」「梅毒」

◎抗ウイルス剤

「性器ヘルペス」

◎複数の薬を併用

「エイズ（HIV感染症）」

子宮の病気⑩ 子宮下垂／子宮脱

◎経過観察

症状が軽い場合、特に治療の必要はない。膣をしめるような動作をして骨盤底筋を鍛えると、一時的なものは改善する。

◎ペッサリー挿入法

ペッサリーを入れて下から子宮を支え、セックスも可能。定期的に検診を受ける必要がある。

◎手術

子宮を摘出して膣を修復、形成する方法や、子宮を残して靭帯や筋肉でつり上げ直す方法があり、手術法によってはその後の妊娠、出産も可能。

月経① 月経困難症

◎鎮痛剤

月経痛を起こすプロスタグランジンの生成を抑える薬を服用。痛くなってからではなく、痛みが強くならないうちに飲むほうが効果的。毎回飲まないとやり過ごせない場合は、子宮内膜症などの病気を疑う。

◎低用量ピル

排卵を抑え、月経を軽くする、またはなくす治療。劇的に痛みが取り除かれるので、大事なイベントや仕事と月経が重なっているときなどに使用することも。

月経② 月経前症候群（PMS）

◎療養

月経周期に合わせて心身の不調が起こっていることを自覚していない場合があるので、まずは基礎体温をつけて自分の心身の不調が月経周期と重なっているかを調べ、自覚する。それだけで症状が軽くなるケースもある。また症状が出ている期間はできるだけ休養できるようにスケジュールを組むとよい。

◎低用量ピルなど

排卵を抑える低用量ピルなどを使用する。精神的な症状が強く出る場合は、抗うつ剤や精神安定剤、痛みには鎮痛剤を組み合わせることもある。

◎漢方

加《か》味《み》逍《しょう》遙《よう》散《さん》、桃《とう》核《かく》承《じょう》気《き》湯《とう》、防《ぼう》已《ぎ》黄《おう》耆《い》湯《とう》、桂《けい》枝《し》茯《ぶく》苓《りょう》丸《がん》、当《とう》帰《き》芍《しゃく》薬《やく》散《さん》、五《ご》苓《れい》散《さん》などを用いる。

月経③ 過多月経

過多月経

◎低用量ピルや漢方

月経を軽くしたり、なくしたりするホルモン療法や、漢方でホルモンバランスを整える。

◎手術

子宮筋腫、子宮腺筋症など、原因によっては手術が選択される。

無月経「原発性無月経」

◎18歳を過ぎても初潮がない場合、手術や排卵誘発剤の投与を行う。

無月経「継発性無月経」

◎ストレスや生活環境の変化で起こった場合、まずその改善を行う。エストロゲンの分泌不足の場合、女性ホルモン補充療法や、漢方でホルモンバランスを整える。

卵巣の病気① 卵巣のう腫

◎経過観察

良性でまだ腫瘍が小さい場合。

◎手術

悪性が疑われる場合、通常の大きさが5～6㎝以上の場合に行う。これから妊娠の可能性がある人はのう腫部分だけを取り除く「のう腫核出術」、腫瘍が大きい場合や、ほかの臓器と癒着がみられる場合は「付属器摘出術」で卵巣、卵管を併せて取り除く。卵巣は2つあるので、ひとつ取り除いても妊娠は可能ではある。いずれの場合も本人の年齢や妊娠の希望を伝え、医師とよく相談して決める。

卵巣の病気② チョコレートのう胞

○手術
チョコレートのう胞部分のみを取り除く「腹腔鏡下のう胞摘出手術」では、その後自然妊娠することが可能。妊娠を希望しない場合は子宮、卵巣と卵管を摘出する「子宮付属器摘出術」を行うと、再発の心配がない。

○薬物治療
子宮内膜症の治療と同様に、痛みを抑える薬や内膜症の進行を抑える低用量ピル、黄体ホルモン製剤で治療する。卵巣を全摘出するか、閉経しない限りは病気が改善することはないので、定期検診は必須。

卵巣の病気③ 卵巣がん

○手術
一般的にまずがんを取り除き、がんのタイプや進行期などを診断し、その後の治療方針を決める。基本として両側の卵巣、卵管、子宮、大網《たいもう》（腹壁を覆っている脂肪組織）、リンパ節を切除し、転移している臓器があればできるだけ取り除く。妊娠を希望する場合は、可能なかぎり、がんがあるほうの卵巣だけを取り除き、もう片方の卵巣と子宮を残す。

○化学療法
抗がん剤による治療。手術前にがんを小さくするためと、手術後切除しきれなかったものに対して行う。がんの転移や癒着が進んでいる場合は、手術と化学療法を繰り返し行って治療する。

卵巣の病気④ 多のう胞性卵巣症候群

○減量および運動療法
BMI 25以上の場合、まず減量と運動療法で体重を減らす。

○排卵誘発剤／低用量ピル
妊娠を希望する場合、排卵誘発剤を用いるが、多胎妊娠する可能性がある。妊娠を希望しない場合は低用量ピルで定期的に出血を起こすと、ニキビ、多毛の改善、子宮体がん予防にもなる。

○腹腔鏡下手術
卵巣に多数の穴を開けて排卵しやすくする。ただこれは根治手術ではなく、効果は1年ほどといわれる。

※糖尿病の治療をすることもある。

改善

治療法 ②

「低用量ピル」「ホルモン補充療法」「漢方」について知ろう

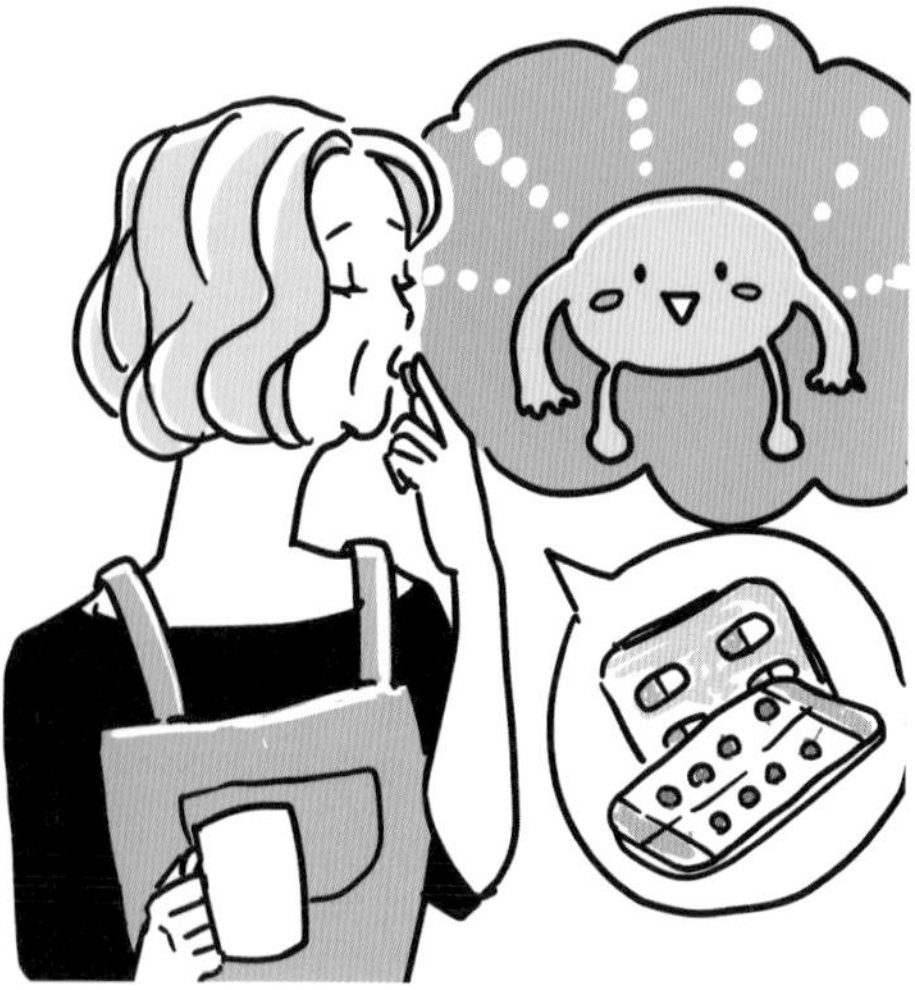

女性ホルモン剤で心と体を健やかに

ホルモンバランスを整えてくれる3つの薬

婦人科系の不調と女性ホルモンは切っても切れない関係ですが、このホルモンの乱れを整えるために使うのが「低用量ピル」「ホルモン補充療法」「漢方」の3つの薬剤。**低用量ピルは多すぎるホルモンを抑える**ために、**ホルモン補充療法は名前の通りホルモンを補う**ために使います。漢方はそのどちらにも対応する薬があります。副作用などについても正しく知って、活用しましょう。

女性ホルモン剤の利用期間

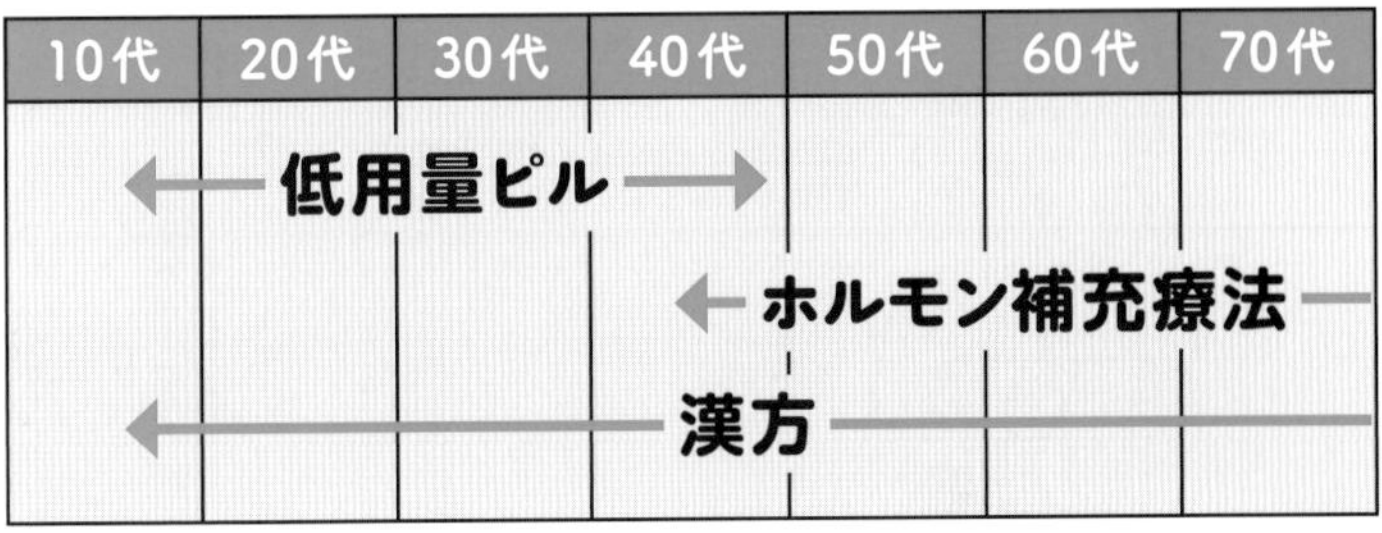

低用量ピル（OC）とは？

特徴：月経周期に合わせて起こる、エストロゲンとプロゲステロンの分泌の変動をおだやかにする。排卵を抑えてホルモンバランスを一定に保つため避妊薬として知られているが、月経困難症、月経前症候群（PMS）の治療や、子宮筋腫や子宮内膜症の治療に疑似的に閉経状態にするために使う。

副作用：1割未満に吐き気、むかつき、不正出血、頭痛などの副作用が。深部静脈血栓症（エコノミークラス症候群）などが起きることがあるので注意。

ホルモン補充療法とは？

特徴：更年期や過度なダイエット、ストレスなどでエストロゲンが減少したとき、飲み薬、シール、塗り薬などでホルモンを補充する治療法で、HRTともいう。更年期に起こりやすい、動脈硬化や骨粗しょう症、アルツハイマー、尿失禁などの予防効果も。

副作用：不正出血、乳房の張り、おりもの、下腹部の痛みなどが起こることが。重度の肝臓疾患、乳がんおよびその既往歴のある人、血栓性静脈炎などがある人は使用できない。

漢方とは？

特徴：人間の体は「気・血・水」の3つでできているという考えにもとづき、そのバランスを整える。漢方薬は植物など自然由来のものからできているので、効き目がおだやかで副作用も少ないのが特徴。薬局で市販薬を買うこともできるが、最初は漢方外来などで専門家に見てもらうとよい。当帰芍薬散《とうきしゃくやくさん》、桃核承気湯《とうかくじょうきとう》、桂枝茯苓丸《けいしぶくりょうがん》、温《うん》経湯《けいとう》、加味逍遙散《かみしょうようさん》、六味地黄丸《ろくみじおうがん》などがポピュラー。低用量ピルやホルモン補充療法との併用も可能。食間の空腹時に飲む。

副作用：体質に合わない場合、下痢、湿疹などのアレルギー反応が出ることも。

改善

セルフケア①

食事は健康維持の意識くらいで

生活習慣病に備える食事がお手本になる

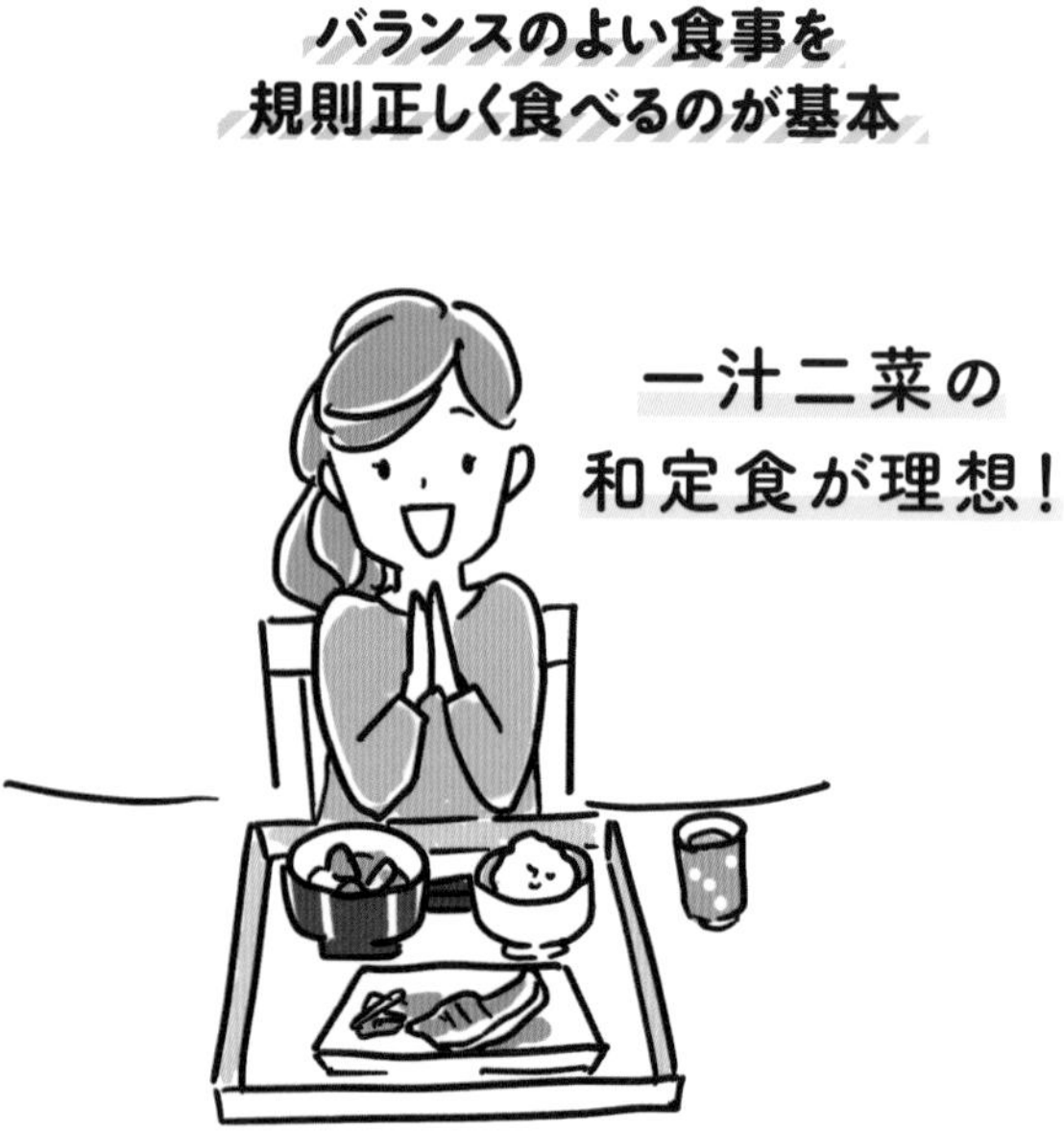

ここからは主に更年期から、ホルモンの低下を「ゆるやかにする」セルフケアについて紹介します。最初にお断りしておきますが、**加齢によって女性ホルモンが減っていくのは自然なことで、それに逆らうとまた別の支障が出ることもあります**。更年期の不調は女性ホルモンが激減することによって起こるため、これをできるだけゆるやかに、ソフトランディングさせることが理想です。

アルコールやコーヒーなどのし好品は？

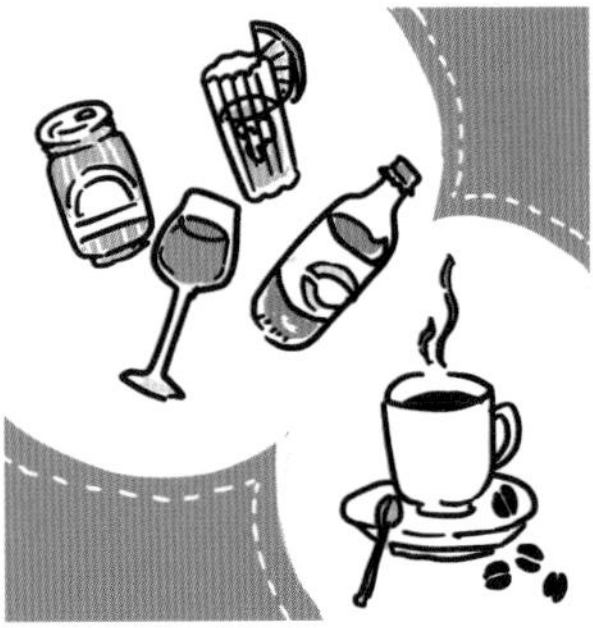

食べすぎたら前後の食事で調節を

40代～50代は経済的な余裕やおつきあいの場が増えることから、飲み会やお茶をする機会も増える傾向が。適度な量であればストレス解消、リフレッシュになるが、甘いお菓子や油っこいつまみと一緒に食べると生活習慣病につながることを忘れないで。スイーツとアルコールは別腹、ではなくきちんとカウントを！

女性ホルモンが低下し始める40代～50代は、公私ともに最も忙しい年ごろで自分のことは二の次になっているかもしれません。ただ若いときよりも動脈硬化、骨粗しょう症、肥満、高脂血症などのリスクが増え始めています。魚介や大豆製品などを1日1回は取り入れ、一汁二菜の和定食のような食事が理想です。またご飯やパン、アルコールなどの炭水化物のとりすぎにも注意を。基礎代謝が落ちてくるので、太りやすくなります。ただ、これらは**通常の健康維持の感覚で十分で、神経質になりすぎないように**。避けてほしいのが食事を炭水化物だけで済ませること。例えば菓子パンひとつ、ビールとスナック菓子だけなどはNG。主菜（肉や魚、卵など）を一緒にとるようにすると、脂肪の代謝がよくなります。

改善

セルフケア
②

ストレスをためる前にメンタルヘルス対策を

メンタルの変化はエストロゲンの仕業

更年期になるとやる気が起きない、集中力が落ちる、人と会いたくない、イライラする……などの今まではなかったメンタル面のトラブルが起こります。これはエストロゲンが低下することにより脳内の神経伝達物質が減少し、脳の働きを鈍くしているから。**加齢によって誰もがみんな通る道**なので仕方ありません。たまには仲良しの女友だちと悩みを話し合って発散するのもおすすめです。

堪忍袋が破ける前に発散!

激辛女子トーク

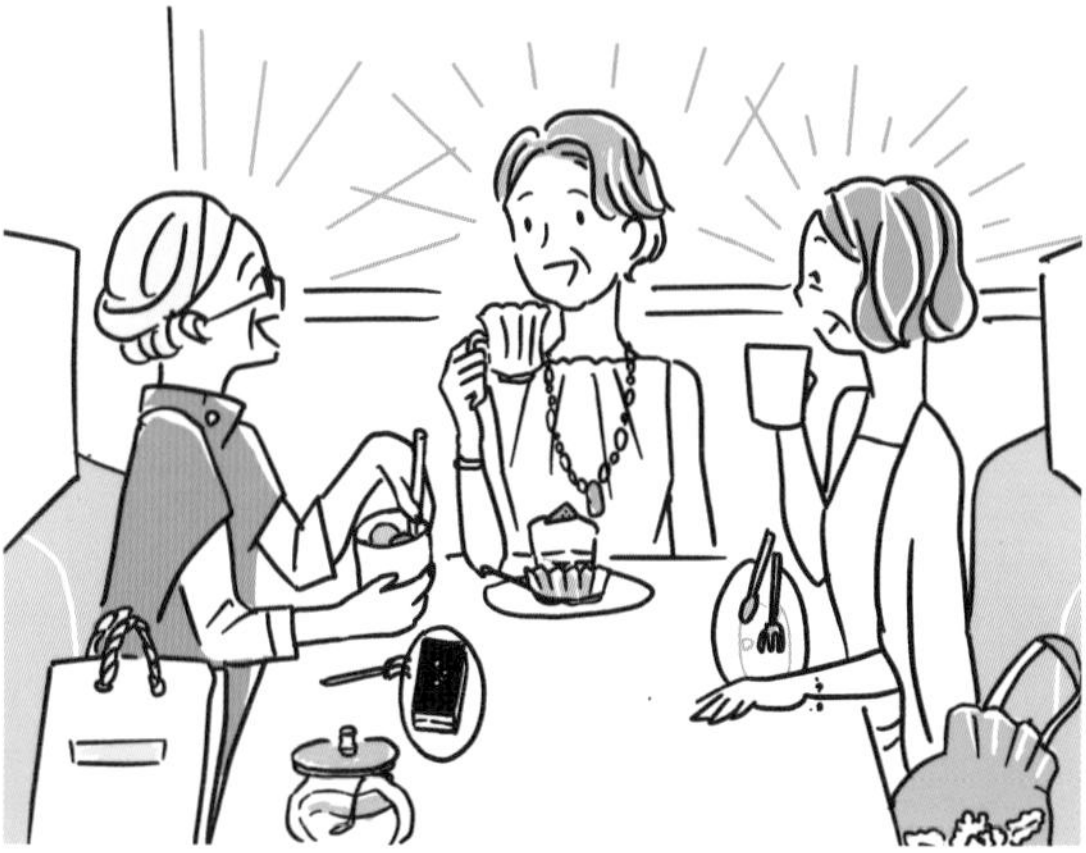

心が疲れたときのお手軽リラックス法

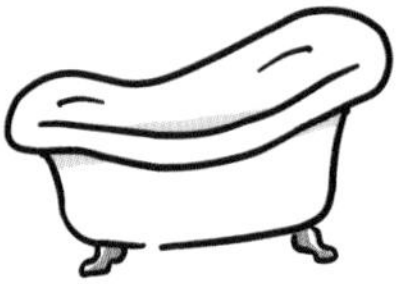

お風呂でゆっくり自由時間

入浴は血行を促進するため、頭痛、肩こり、不眠などの緩和につながる。何も考えずぼーっとする時間を持つと、頭の中がリセットされてスッキリする。好みのアロマオイルなどを使い、20分以上かけてじっくりと汗をかくとリラックス効果◎。

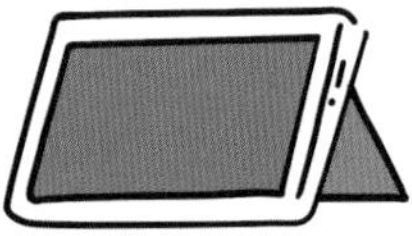

自分のためだけの趣味の時間

ときめく気持ちはいくつになっても必要。大好きなアイドルの動画を見てウキウキするとか、好きな音楽を聴いて気分を上げるなどは、沈んでいた気持ちを前向きにし、更年期のメンタルヘルスにとても好影響を与える。また旅行の計画を立てることも効果的。

自分にごほうびお酒&スイーツ

お酒を飲んだりスイーツを食べたりすると幸せな気持ちになるが、これは脳内伝達物質のセロトニンやドーパミンが分泌されるから。更年期で脳内伝達物質が低下しているので、お酒やスイーツで補うのは理にかなっているが、とりすぎにはご用心！

更年期うつと、本当のうつ病に明確な違いはない！

更年期になると脳内伝達物質がうまく働かなくなり、気持ちが落ち込んだり、一時的な物忘れや睡眠障害が出たりすることも。「こんなはずじゃないのに……」という焦りやいらだちにおそわれるのが「更年期うつ」。それに対し、死を考える、仕事に行けない、食事が作れない、などの社会生活を営むのが困難になるのが「うつ病」。そのような場合は精神科での治療が必要。

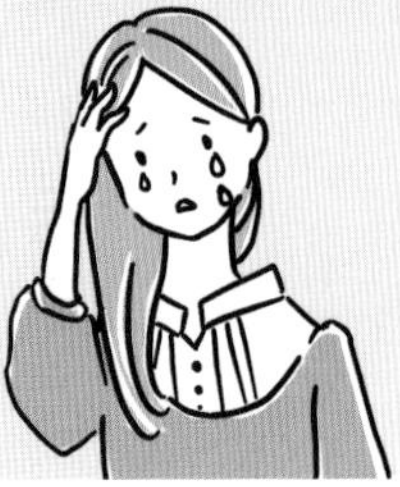

改善

セルフケア③

無理なく継続できる運動を

骨の強化だけでなくよい効果がいっぱい

　エストロゲンが低下すると、骨密度が低下し骨粗しょう症になることも。これを防ぐには食事でカルシウムやビタミンDをとるほか、骨に刺激を与える、つまり運動をすること。例えば、ウォーキングなどの有酸素運動を20分ほどすると、骨の強化や筋力の維持に役立ちます。**運動はきついものをたまにするよりも、10分でも毎日続けることが大切**。やりやすい時間で生活リズムに組み込みましょう。

おすすめの有酸素運動

- ヨガ
- 水泳
- ジョギング
- ウォーキング
- 登山

こんなプチ運動も

- 犬の散歩
- 歩いて買い物

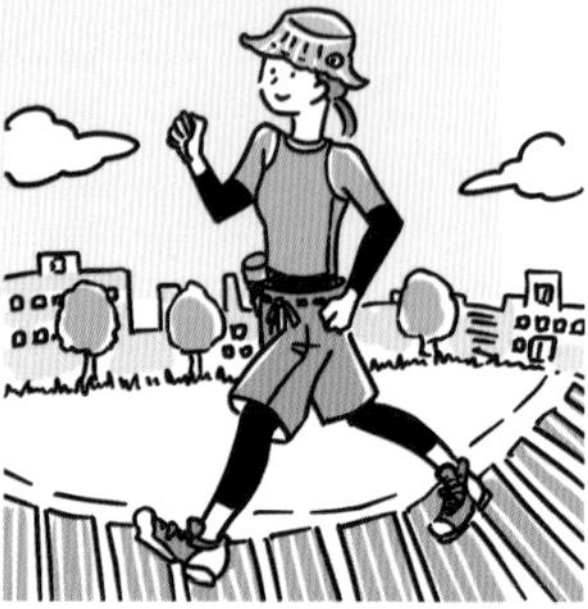

運動するとよいこと

安眠効果

更年期になると寝つきが悪くなったり、眠りが浅くなったりすることがあるが、運動すると血行が促進されて頭がスッキリとし、スムーズに眠ることができるようになる。

認知症抑制効果

週3回以上、30分以上の運動を行うと認知機能の低下を有意に防ぐ、という研究結果もある。じんわり汗がにじむ程度の運動をできるだけ毎日行うとよい。

肥満抑制効果

加齢とともに基礎代謝量が減ると、太りやすくなる。体重が増加すると糖尿病や動脈硬化、高脂血症などの生活習慣病のリスクを高めるので運動によって脂肪を燃焼するとよい。

喫煙は百害あって一利なし! 別の気分転換を見つけよう

喫煙は一度始めるとやめるのは難しいもの。その理由は、タバコに含まれるニコチンには脳に満足感を与える作用があり、数回吸っただけで依存症になってしまうから。喫煙は血管を弱らせるだけでなく、骨粗しょう症やがんにかかるリスクを高める。赤ちゃんが欲しい人にとっては卵巣の働きを弱めて、妊娠の機会を減らすことにもなる。また肌のシミやシワを増やすという報告もあり、1日も早い禁煙をおすすめする。

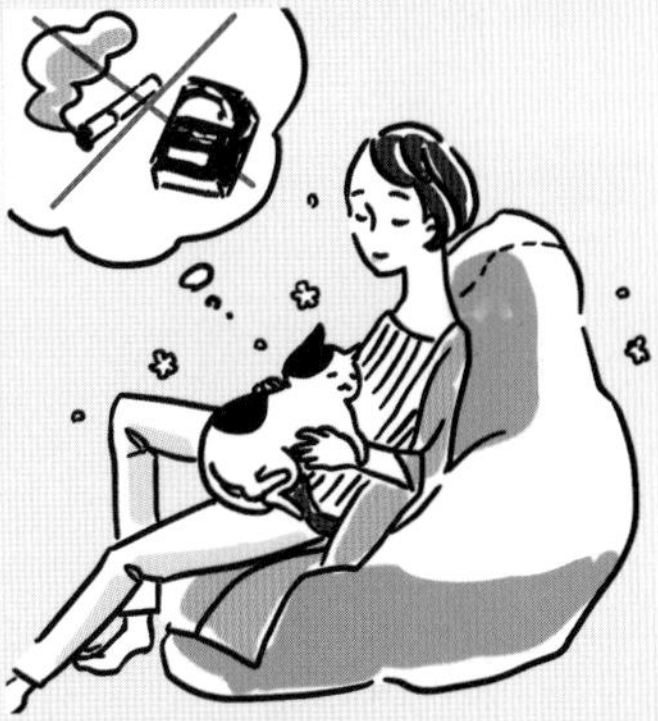

迷信に振り回されないで! ❹

体調が悪いのは更年期障害
→必ずしもそうだとはかぎらない

当たり前のことですが、男性も体調が悪いときがあります。その要因はさまざまで、女性においても女性特有の体の影響が体調不良を引き起こしているとはかぎりません。とはいえ、子宮やホルモンの関係で体調をくずしてしまうことも事実です。

注意したいのが、更年期障害の影響かどうかということです。40代に入ると女性ホルモンの分泌量に乱れが生じるようになり、50代に閉経するのが多くみられるケースです。もちろん個人差もあるので、30代で閉経する人も数としては小さいですが、います。そのとき、体調不良を更年期障害と結びつけるのではなく、ほかの病気を疑ってほしいのです。病気によって女性ホルモンが乱れることが多々あるからです。

更年期障害だと確信できた状態で、女性ホルモンがみるみる減少し、体調が悪化する一方の場合は、「ホルモン補充療法」という、女性ホルモンを体内に少しずつ入れる治療があります。いずれにしても体調が悪い場合、自己判断せず、きちんと診断を受けてください。

なお、更年期障害の症状が出ない人も多くいます。ちなみに、男性でも更年期障害が起きる人もいます。

巻末

早期発見のすすめ

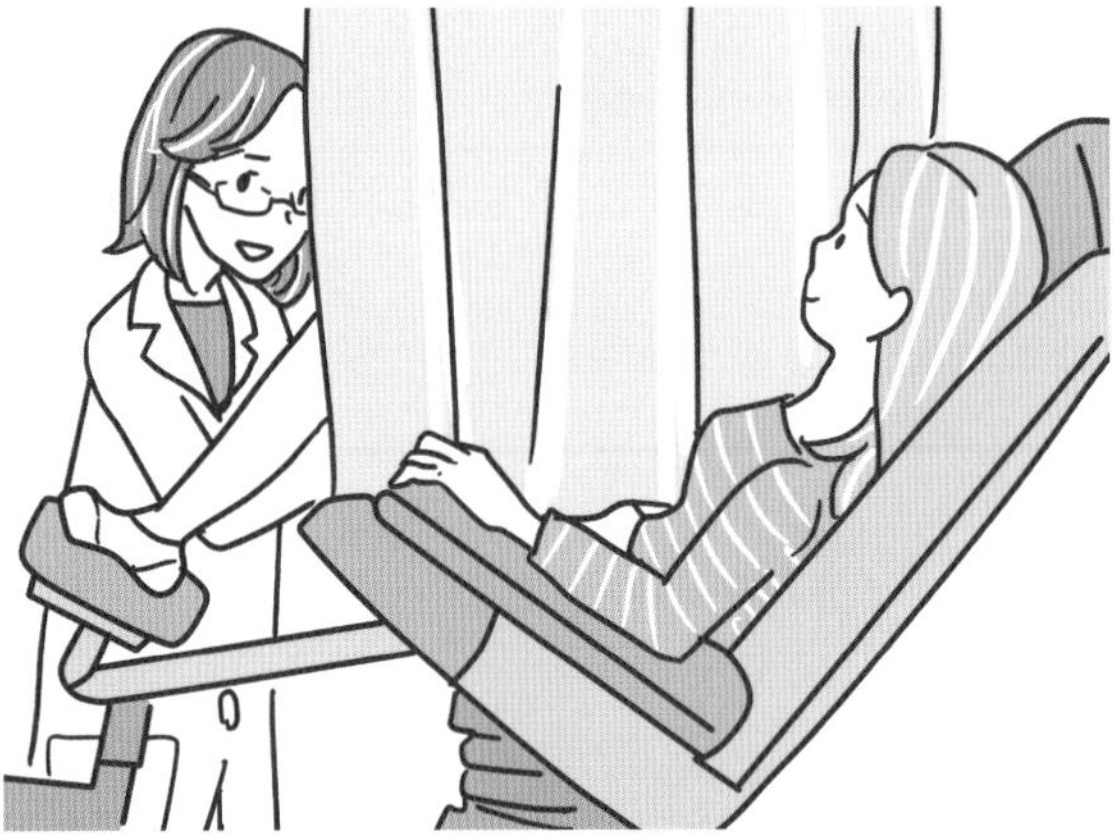

子宮に関連した病気だけでなく、
ほかの病気を併発していることもある。
セルフチェックでは発見できないため、
定期的な検診を受けることが必要。
更年期の悩みも解決しよう。

レディースドックのすすめ

30歳になったら一年に一度 定期メンテナンスで安心を

自分に合った女性検診を受けよう

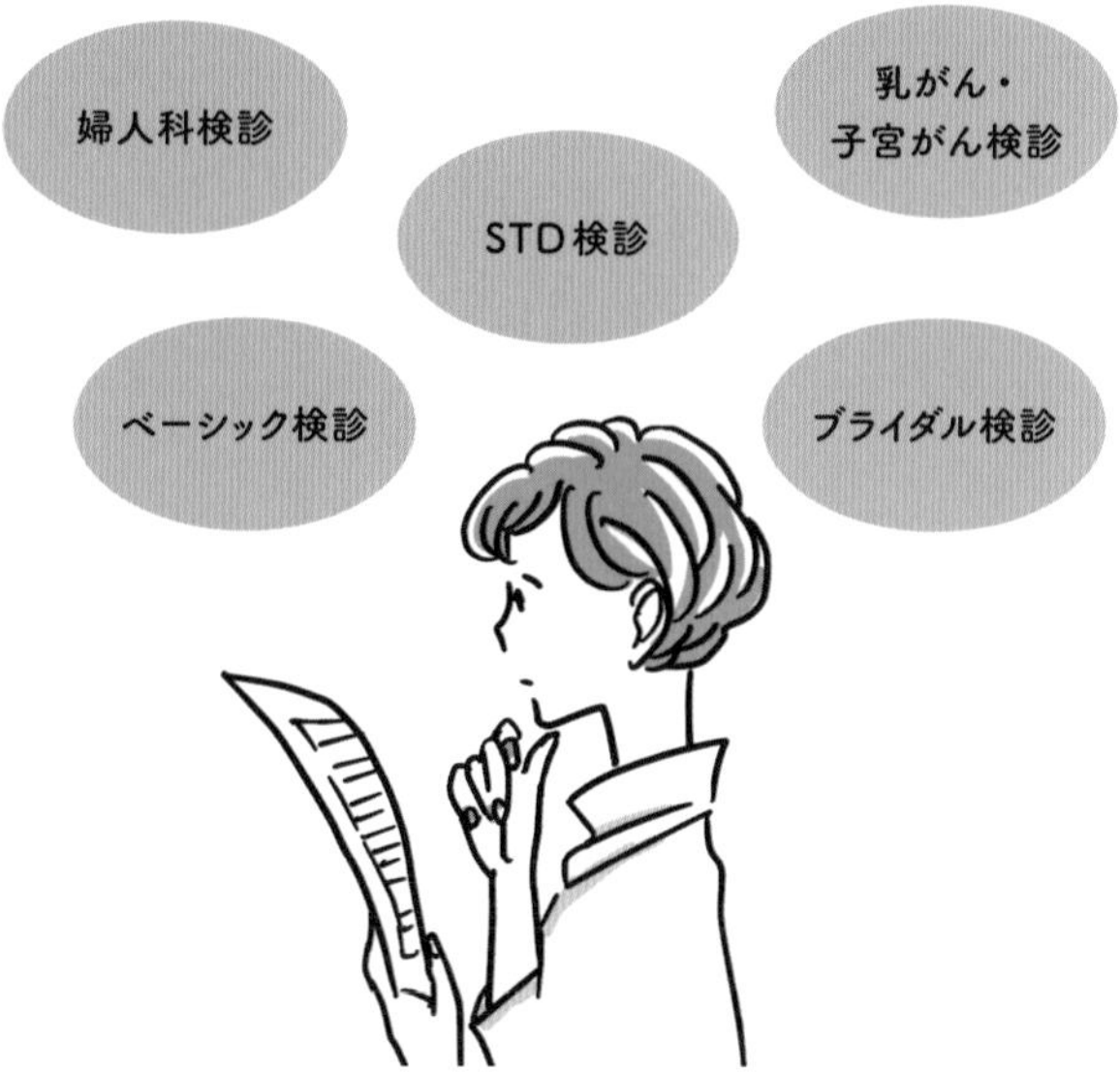

一般に行われている健康診断では女性特有の病気について詳しく検査はしてくれません。**子宮頸がんや乳がんなど自覚症状が出にくい病気を早期発見するにはレディースドック（婦人科検診）を受ける必要があります**。30代になったら一年に一度、受けるのが理想。いろいろな種類があるので、心配な部分だけをチェックしてもらうのもよいでしょう。検診メニューはホームページなどで確認を。

女性のための検診メニュー

●問診	●内診
●経腟超音波検査	●子宮頸がん検査（細胞診）
●乳がん検診（視触診／マンモグラフィ ※乳腺科、40歳以上／超音波検査）	●子宮体がん検査（細胞診）※無症状の人は不要。
●血液検査（甲状腺機能、リウマチ因子、ホルモンチェックなど）	●尿検査
●性感染症（STD）検査	●体脂肪測定
●骨密度検査	●ストレスチェック

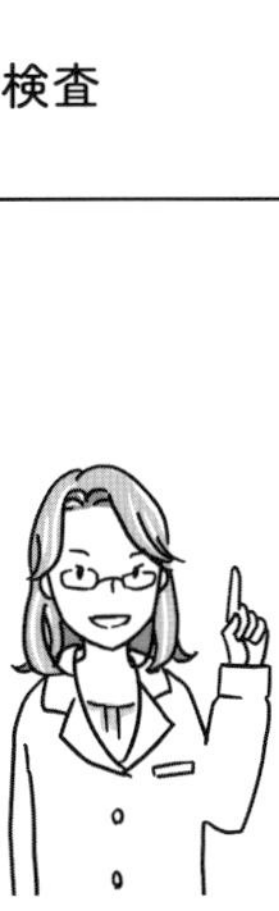

最近は学生向け、年代別など、いろいろなタイプのレディースドックがあります。何も病気がなければひと安心、あれば速やかに治療につなげましょう。

更年期ドックとは？

今の自分を見つめ直すきっかけに

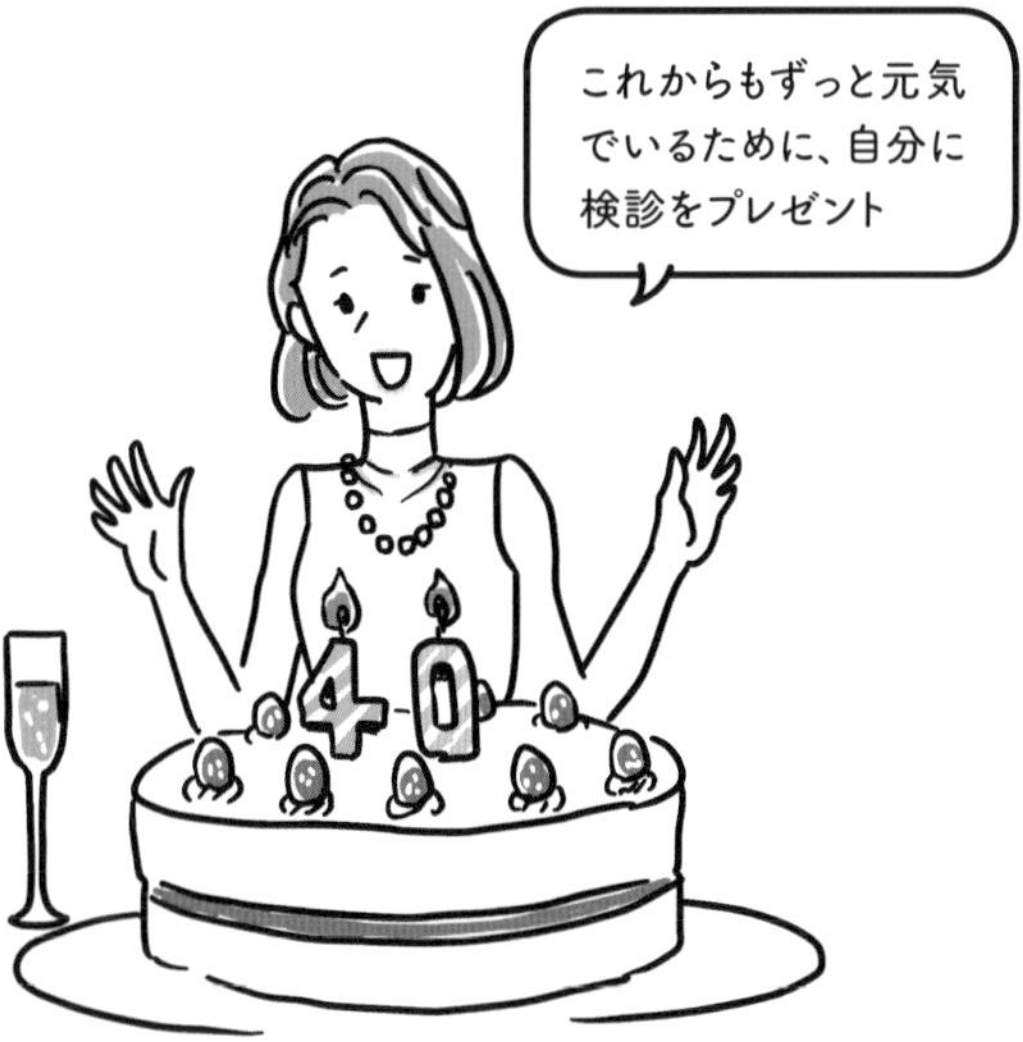

更年期以降に増える病気を重点的にチェック

更年期になると増加してくる骨粗しょう症、高脂血症や動脈硬化にプラスして、子宮、卵巣の検査、ホルモンチェックなどの検査をするのが更年期ドック。病気の早期発見になるだけでなく、これから始まるシニア時代に向けて、**自分の生活を見直すいい機会**になります。忙しすぎ、食事が不規則、運動不足……という人は少しペースダウンして、自分を労わる必要があるかもしれません。

更年期セルフチェックリスト

ここ最近、思い当たることにチェックを入れてください。

Q1. イライラする、怒りっぽくなった。	□
Q2. 涙もろくなった。	□
Q3. 物忘れが多くなった。	□
Q4. 集中力が続かなくなった。	□
Q5. やる気が出ない、面倒くさい。	□
Q6. 寝つきが悪い、眠りが浅い。	□
Q7. 経血が以前よりも少ない。	□
Q8. 月経周期が以前よりも短くなった。	□
Q9. 足や指がむくみやすい。	□
Q10. 手足が冷えやすい。	□
Q11. 息切れ、動悸がする。	□
Q12. 便秘や下痢をしやすくなった。	□
Q13. 頭痛やめまい、吐き気がする。	□
Q14. ダイエットしても体重が減りにくくなった。	□
Q15. トイレが近くなった。	□
Q16. 近くのものがよく見えない。	□
Q17. 手足の関節や腰に痛みがある。	□
Q18. 肌が乾燥してかゆい。	□
Q19. シミ、シワが増えてきた。	□
Q20. 口の中が渇いて粘つく。	□

←診断結果は次ページへ

診断結果

あなたの更年期度は？

チェックが 3個以下	**●更年期ではない。** 今のところ女性ホルモンの減少による症状はみられない。定期的な検診などを受けながら、今の状態を維持できるようにしよう。
チェックが 4～6個	**●更年期の兆候がみられる。** 更年期のサインが少しみられるが、ストレスや疲れの影響かもしれない。生活習慣を見直し、ホルモンバランスを整える生活を心がけよう。
チェックが 7～13個	**●更年期予備軍である。** 更年期の症状が出ている。女性ホルモンが減少しているので、症状がつらく感じる場合はホルモン補充療法や漢方（→P.134）などもおすすめ。
チェックが 14個以上	**●まさに更年期である。** 女性ホルモンが低下し、更年期に入っている。ホルモン補充療法や漢方でつらい症状を緩和できるので、婦人科へ相談を。放置すると病気の発見を遅らせることにも。

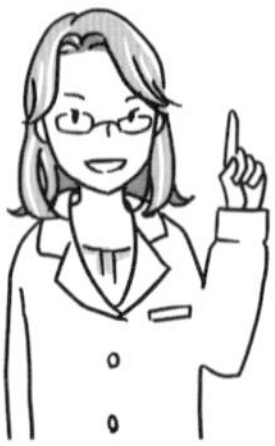

更年期は誰にでも訪れるもの。これからは少しペースダウンして、自分の体に耳を傾ける時間を増やしていけたらいいですね。10年後も元気で過ごせるために、生活習慣を見直すことも大切です。

子宮頸がんワクチンって必要なの?

自覚症状がなく進行する
健康診断による早期発見も重要

子宮頸がんは性交渉によりヒトパピローマウイルス（HPV）というウイルスに感染することが原因。ただ、感染すると必ずがんになるわけではなく、90％は自然に体外に排出されます。しかし運悪く何年も子宮にとどまった場合、がん化する恐れがあるのです。

子宮頸がんは20代～40代の若い世代に多く、毎年約2,900人が死亡しています。妊娠中にこの病気がわかった場合、赤ちゃんをとるか母体の健康をとるかという、大変厳しい決断をしなければならないこともあります。

がんの中ではめずらしく、ワクチンを接種すると予防できる病気で、日本では2013年に定期接種化されましたが、ほどなくして積極的勧奨が中断され、現在に至っています。子宮頸がんワクチンは性交経験がない10代前半に打つ、というイメージがありますが、性交経験があってももちろん有効です。

子宮頸がんワクチンを打っても、打たなくても、子宮頸がん検診は2年に一度、受けてください。このがんは自覚症状がなく、気付かないうちに進行しています。早期発見、早期治療が大切です。特に45歳くらいまではおすすめします。

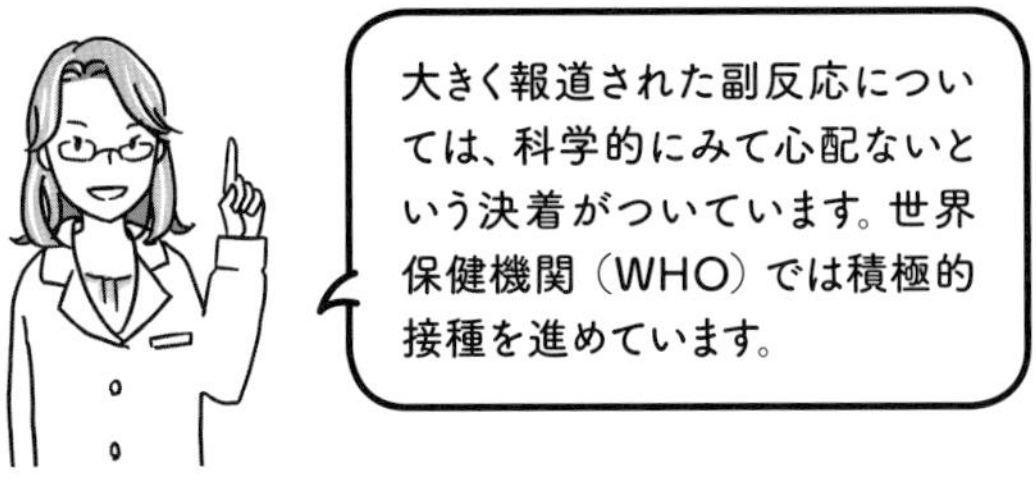

閉経以降のセックスのリアル

本当の恋愛より疑似恋愛に夢中!?

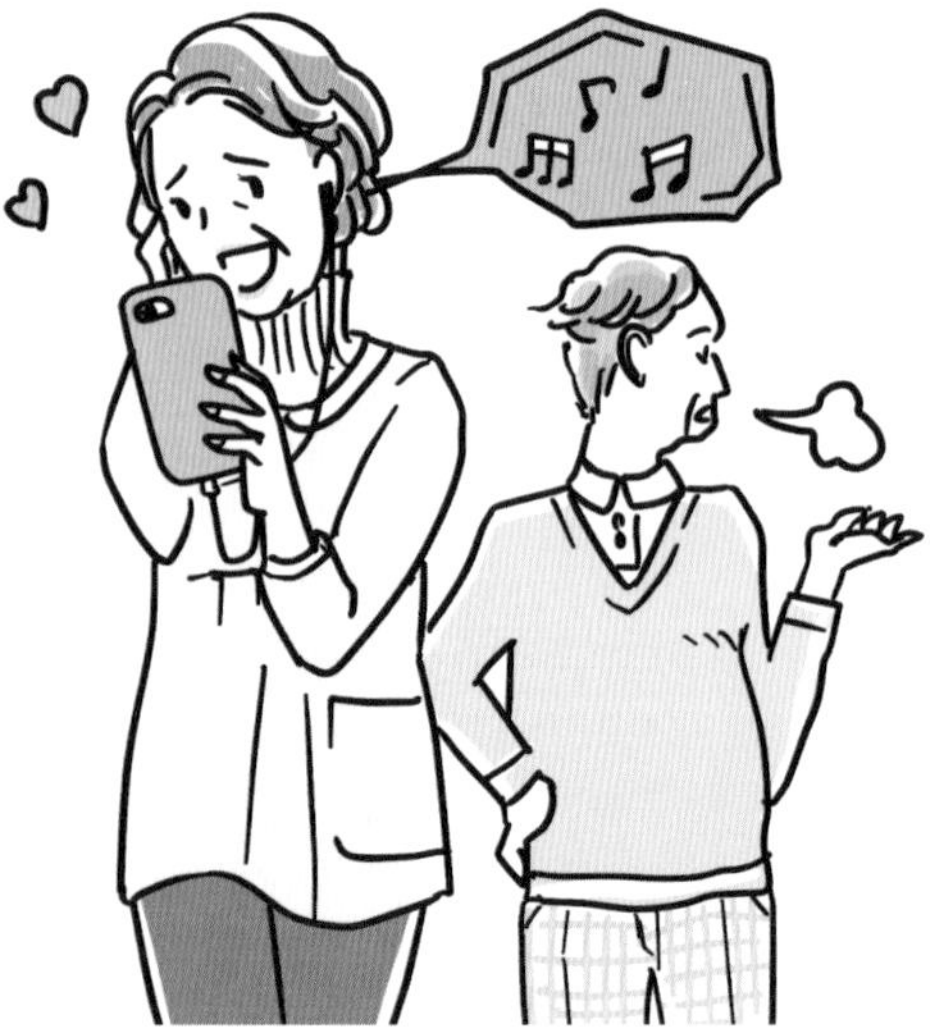

セックス以外のときめきで脳を活性化していこう!

エストロゲンの低下に伴うさまざまな変化の中に、性欲の低下も挙げられますが、これには個人差があります。以前と変わらない人もいれば、性交痛を感じたり、月経周期がなくなることで盛り上がるような気持ちがなくなり、セックスに興味がなくなったりする人もいます。とはいうものの、**好きなものに夢中になってときめく気持ちは大切**。その気持ちが脳を刺激し、活性化してくれるのです。

更年期以降の性生活Q&A

Q1. 性欲に男女の違いはあるの？

A. 男性も加齢により、性欲が減退します。

男性の精子は日々新しく作られ、いくつになっても生殖可能なので、歳を取ってもずっと性欲が衰えないイメージですが、基本的には女性同様、男性ホルモンも減少します。個人差はありますが、性欲、勃起力も40代以降、徐々に低下していきます。

Q2. 性交痛があるのですが、どうすればいい？

A. 乾燥には潤滑剤。あとは心の結び付きを。

性交痛には子宮内膜症で癒着を起こしている、性的興奮の不足、加齢による乾燥、の3つの原因が考えられます。更年期以降、膣内の乾燥を訴える人は多くいます。この場合は潤滑剤を使用してパートナーとコミュニケーションを密に。エストロゲン膣剤もおすすめ。

Q3. セックスレスだと早く老けちゃうの？

A. セックスで若返る、きれいになるはウソ。

恋愛やセックスによって女性ホルモンが分泌される、というのは間違いで、セックスの多幸感によって、ドーパミンなどの脳内伝達物質は出ますが、残念ながら女性ホルモンは分泌されません。脳の活性化にはつながりますが、セックスが美容に役立つ、はウソ。

Q4. 夫がEDになりました。どうすれば？

A. 男性の更年期障害の症状。治療できます。

男性も女性同様に更年期があり、40代から徐々に男性ホルモンが減少して男性機能が弱まります。治療法としては男性ホルモン補充療法があり、注射や塗り薬を用います。またメタボリックシンドロームの人はEDになりやすいです。心当たりの人は受診を。

更年期のセックスレスについて

セックスはパートナーあってのもの
それぞれの年齢に合った形がある

40代以降、性欲が徐々に減っていくのは男性も女性も自然なこと。ただ、日本の男性誌などを見ると「いくつになってもセックスができるのがいい男の証し」というような風潮があります。でもちょっと考えてみてください。そのセックス、本当に必要ですか？　いくつになってもできる男であるための、見栄のセックスではないですか？

年齢とともに、パートナーとのコミュニケーションのとり方は変わってくるのが当然。あなたはパートナーと何がしたい？セックスで快感を得ることよりも、一緒に会話したり、同じ趣味を持って分かち合ったりすることに重きをおくようになっているかもしれません。まずはそこを話し合う必要があります。いくつになってもセックスしなきゃ、と思う必要はまったくないのです。

男性誌と同様に、女性誌では「セックスできれいになる」と、まるでセックスで美容やアンチエイジングがかなうような特集が組まれていますが、それも間違い。無理に自分をセックスや恋愛に駆り立てる必要はありません。

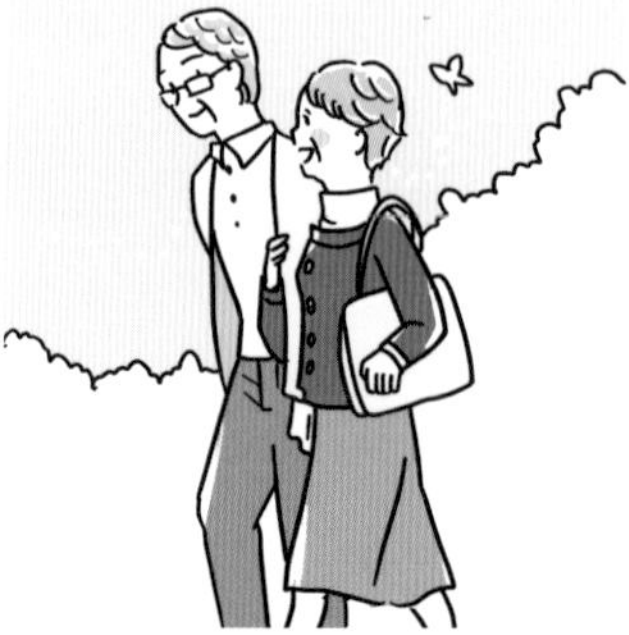

基礎体温をつけて自分の子宮を見直そう

自分の体のことを理解するひとつが基礎体温。
体の状態をチェックするだけでなく、
基礎体温表があると、病院での診断もスムーズに。
基礎体温はわずかな温度差で変動するので、
朝、目覚めてすぐに計測するのがベスト。
枕元に体温計を置いておき、
計測が朝の習慣になるようにしよう。

基礎体温のつけ方

基礎体温とは安静時に測る体温のこと。朝目覚めたら布団から出る前に、小数点第2位までわかる「婦人体温計」を使い、舌の裏側に体温計を入れて測ります。

この体温表をつけると、高温期と低温期の2つがあらわれてきます。そこから下記の4つのタイプの体の様子がわかります。

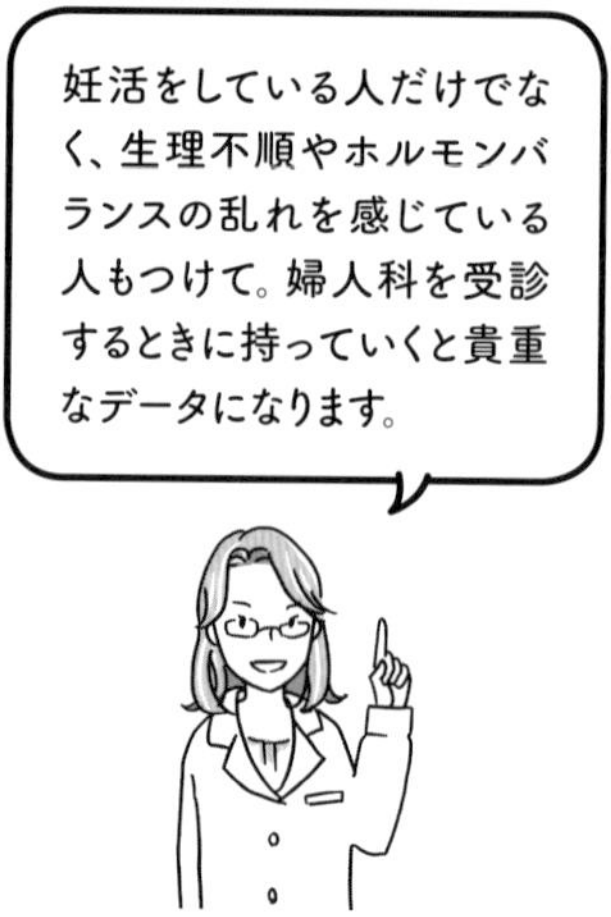

基礎体温からわかる4つのタイプ

○ 正常な基礎体温

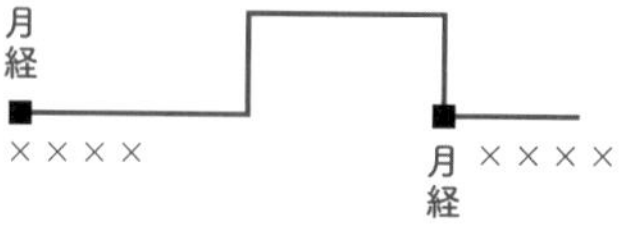

低温期と高温期が約2週間ずつ訪れる。

○ 妊娠したときの基礎体温

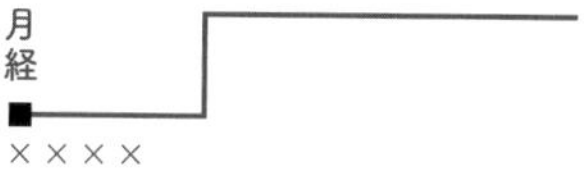

高温期が3週間以上続く。その後もそのまま下がらない。

○ 無排卵性月経の基礎体温

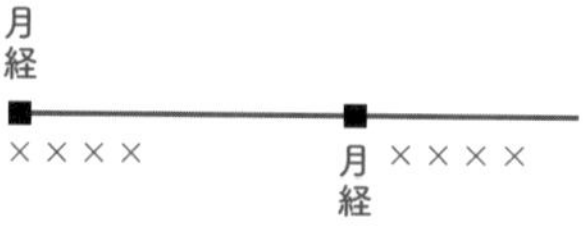

低温期がずっと続く。たとえ月経があっても無排卵性月経の可能性が高い。

○ 黄体機能不全の基礎体温

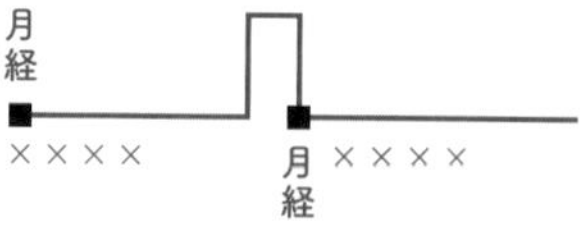

約2週間続くはずの高温期が10日以内と短くなると、黄体機能不全の可能性がある。

日付（月／日）			／	／	／	／	／	／	／	／	／	／	／	／	／	／	／	／	／	／	／	／	／	／	／	／	／	／	／	／
曜日			月	火	水	木	金	土	日	月	火	水	木	金	土	日	月	火	水	木	金	土	日	月	火	水	木	金	土	日
月経	周期（開始日1）																													
	経血	（多）																												
		（中）																												
		（少）																												
体温		37.00																												
		.90																												
		.80																												
		.70																												
		.60																												
		36.50																												
		.40																												
		.30																												
		.20																												
		.10																												
		36.00																												
		.90																												
		.80																												
		.70																												
		.60																												
		35.50																												
体調メモ	体	おりもの																												
		頭痛																												
		下腹部痛																												
		腰痛																												
		むくみ																												
		乳房の張り																												
		肌荒れ																												
		便秘																												
		眠気																												
		食欲増加																												
		食欲減退																												
	心	イライラしやすい																												
		集中力がない																												
医薬品・サプリメント																														
（その他）鎮痛剤 飲酒																														

子宮の声は空耳？

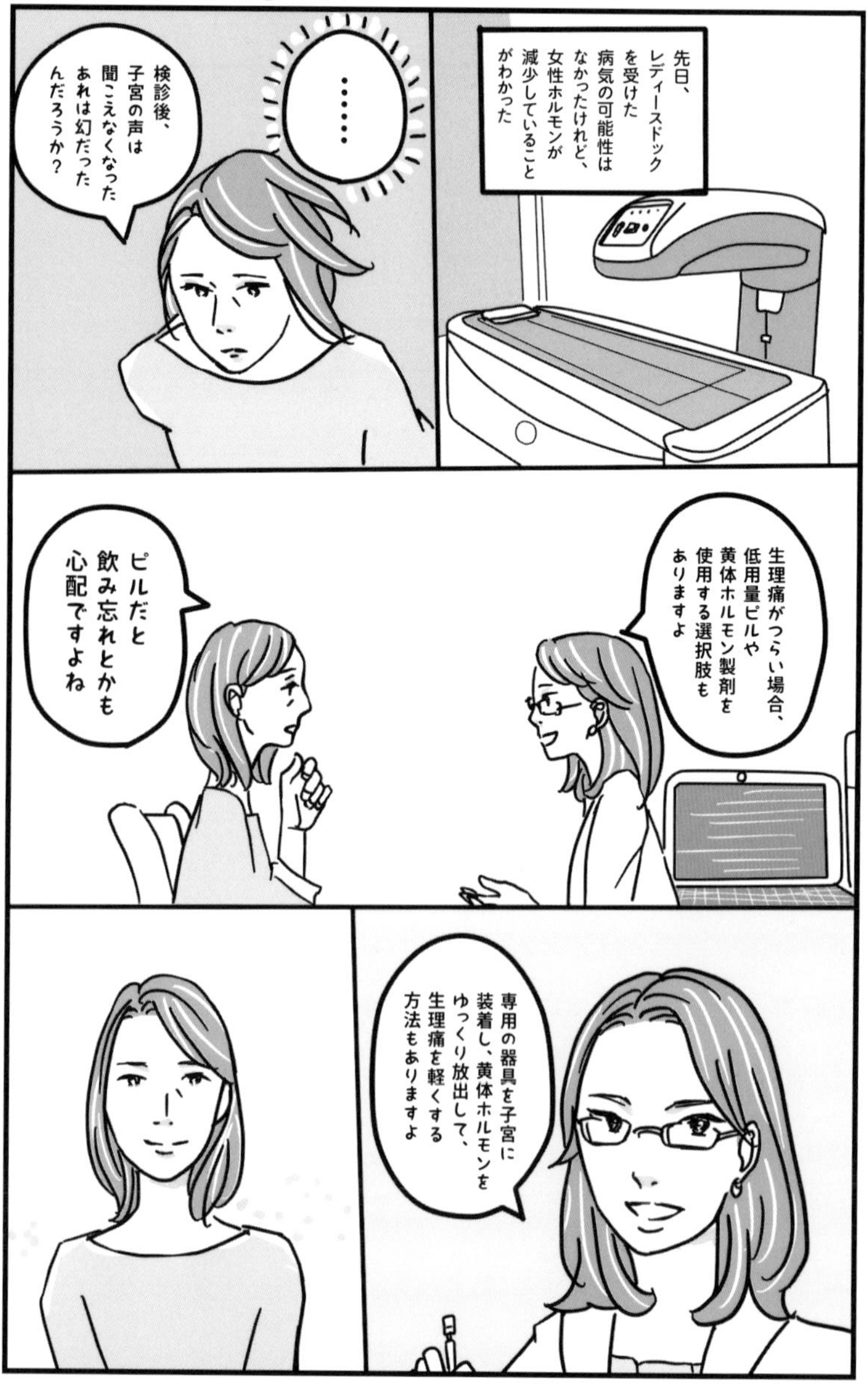
先日、レディースドックを受けた病気の可能性はなかったけれど、女性ホルモンが減少していることがわかった
……
検診後、子宮の声は聞こえなくなったあれは幻だったんだろうか？
生理痛がつらい場合、低用量ピルや黄体ホルモン製剤を使用する選択肢もありますよ
ピルだと飲み忘れとかも心配ですよね
専用の器具を子宮に装着し、黄体ホルモンをゆっくり放出して、生理痛を軽くする方法もありますよ

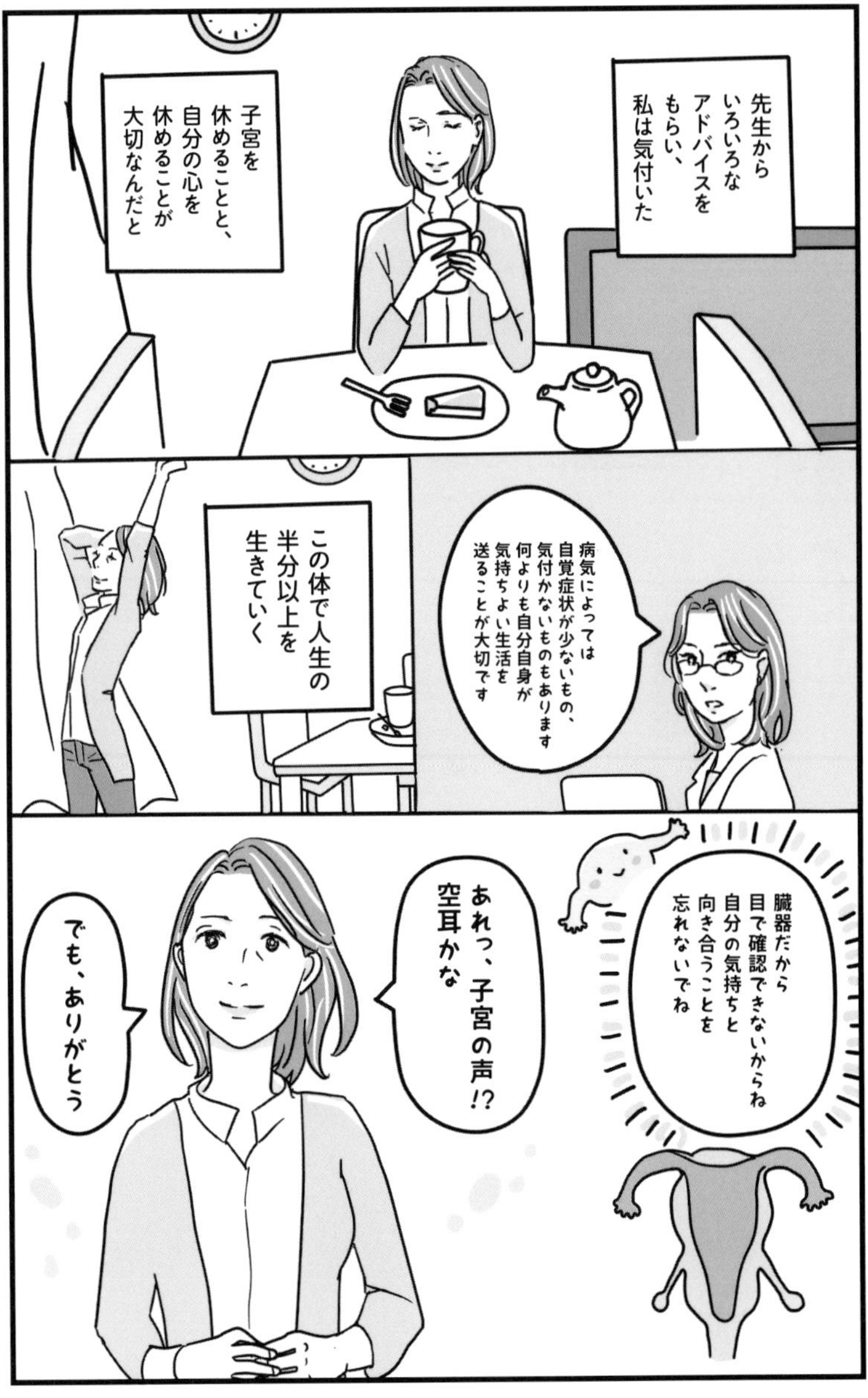
先生からいろいろなアドバイスをもらい、私は気付いた
子宮を休めることと、自分の心を休めることが大切なんだと
病気によっては自覚症状が少ないもの、気付かないものもあります何よりも自分自身が気持ちよい生活を送ることが大切です
この体で人生の半分以上を生きていく
臓器だから目で確認できないからね自分の気持ちと向き合うことを忘れないでね
あれっ、子宮の声!?空耳かな
でも、ありがとう

子宮と卵巣とは適度なお付き合いを

　子宮と卵巣にはそれぞれにししかない役割があります。子宮の役割は赤ちゃんを宿し、外に出ても生きていけるようになるまで育てること。卵巣の役割は、妊娠のための卵を出すことと、女性ホルモンを分泌すること。どちらもほかの臓器にはできない大切な役割です。でも、100人いたら100通りの人生がありますし、ライフステージも変わっていきますから、みんながみんないつでも子宮と卵巣をフルに働かせながら生きる必要があるわけではありません。今月に子どもが欲しいという人は、排卵して子宮内膜を着床のために準備する必要がありますが、それ以外の人は排卵をお休みさせたり内膜を薄くしたりして〝省エネ〟に過ごしてもかまいません。また、卵を出すためには卵巣が必要ですが、女性ホルモンだけなら外から投与することも可能です。

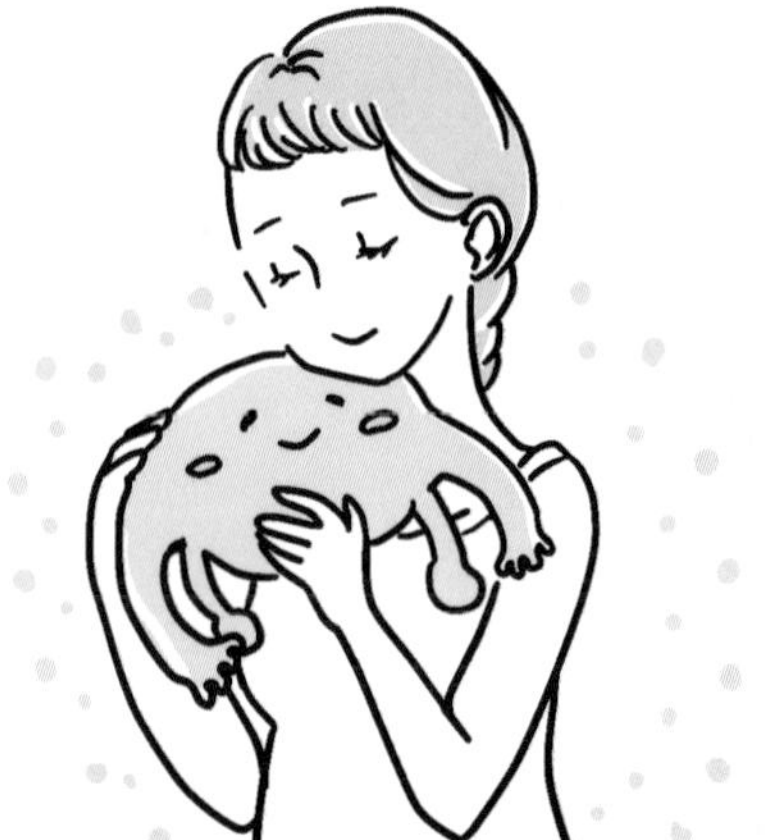

子宮や卵巣はおなかの中にあって目には見えないので、とかく神聖な臓器として見られがちです。でも、そこに脳があって考えているわけでもないし、金運の神様が住んでいるわけでもありません。自分の健康全体を考えたときに、もしも子宮と卵巣の働きや存在がマイナスになる場面（月経周期に伴う不調や腫瘍など）があった場合、それらの臓器にこだわりすぎないことも大切です。

本書を読んで、子宮と卵巣、ホルモンの役割を理解していただき、女性特有の病気について少しでも理解が深まれば幸いです。子宮と卵巣と適度なお付き合いをして、なるべく健康で快適に過ごしていただくための参考になさってください。

宋美玄

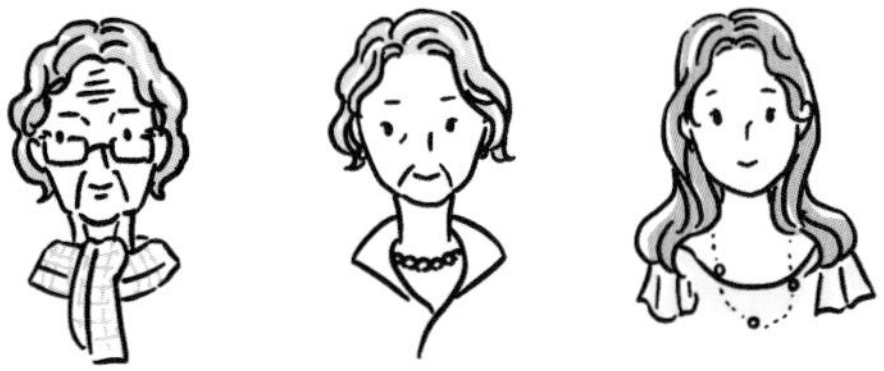

［監修］**宋 美玄**（そん・みひょん）
産婦人科専門医・医学博士・FMF認定超音波医。丸の内の森レディースクリニック院長。周産期医療、女性医療に従事する傍ら、産婦人科医の視点から社会問題の解決、ヘルスリテラシーの向上を目的とし活動中。主な著書に『女医が教える 本当に気持ちのいいセックス』（ブックマン社）、『医者が教える 女体大全 オトナ女子の不調に効く！ 自分のカラダの「取扱説明書」』（ダイヤモンド社）がある。

［制作］
企画・編集　若狭和明（スタジオポルト）、竹川有子、田口香代
デザイン　東京100ミリバールスタジオ
イラスト　大原沙弥香

【読む常備薬】
図解ただしく知っておきたい子宮と女性ホルモン
最新知識とセルフケアで更年期を楽に過ごす!!

2021年11月20日　初版印刷
2021年11月30日　初版発行

監　修　宋 美玄
発行者　小野寺優
発行所　株式会社河出書房新社
〒 151-0051 東京都渋谷区千駄ヶ谷 2-32-2
電話　03-3404-1201（営業）
03-3404-8611（編集）
https://www.kawade.co.jp/
印刷・製本　大日本印刷株式会社

Printed in Japan
ISBN978-4-309-29168-0